노인요양 Best Practice 가이드

환자 안전을 위한 신체 억제대 감소 지침

노인요양 Best Practice 가이드

환자 안전을 위한 신체 억제대 감소 지침

2014년 3월 5일 1판 1쇄 인쇄
2014년 3월 15일 1판 1쇄 발행

지은이 | 박미화 · 박명화

펴낸이 | 김진환
펴낸곳 | **정담미디어 · (주) 학지사**
121-837 서울시 마포구 양화로 15길 20 마인드월드빌딩
대표전화_ 02-330-5188 팩스_ 02-326-0338
등 록 | 2010년 2월 8일 제313-2010-36호
메 일 | jdmpub@jdmpub.com
홈페이지 | http://www.jdmpub.com

ISBN 978-89-6069-371-5 93510

가 격 | 12,000원

* This work was supported by Basic Science Research Program through the National Research Foundation of Korea (NRF) funded by the Ministry of Education, Science and Technology (No. 2010-0024922).

※ 정담미디어는 학지사의 자매회사입니다.

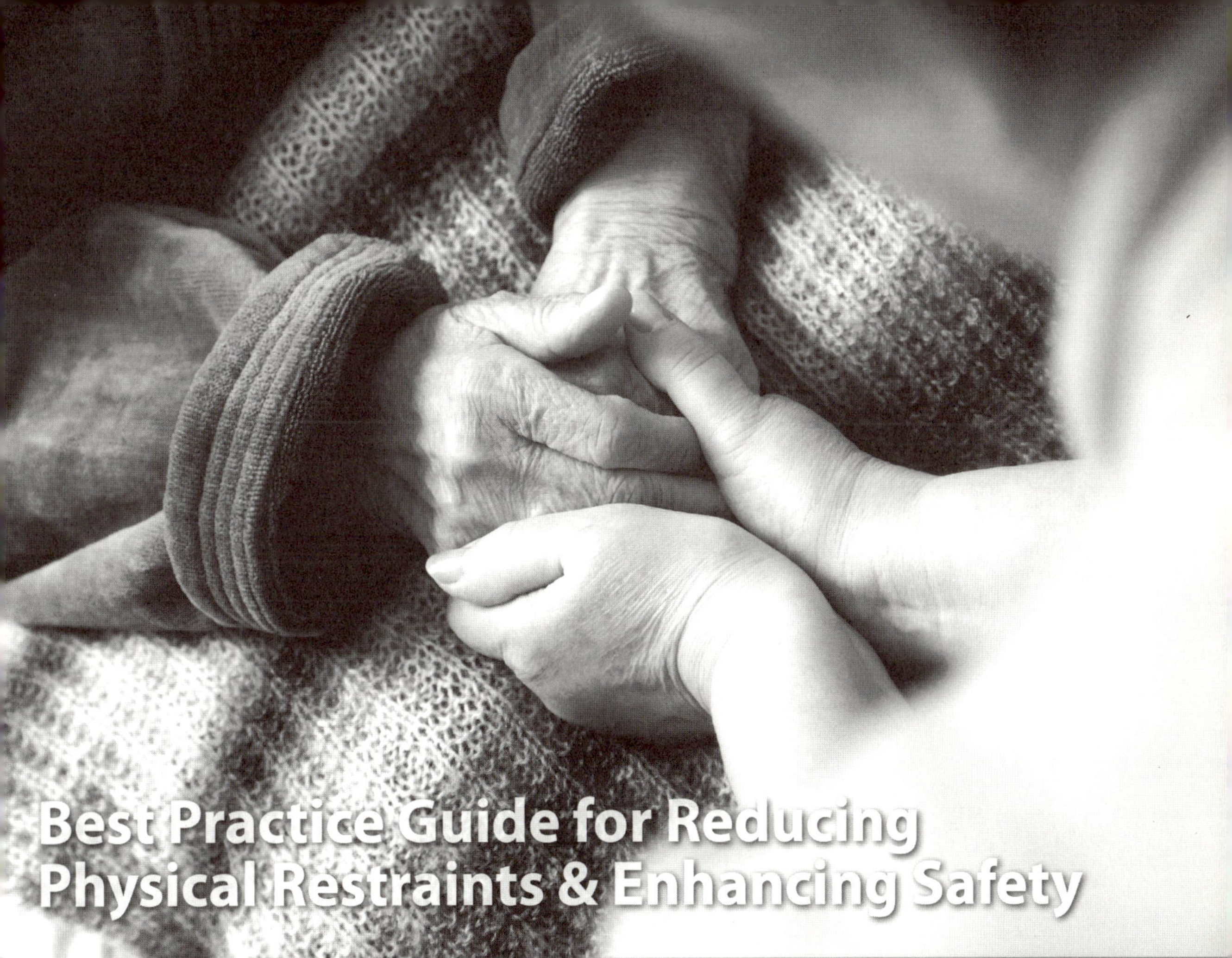

Best Practice Guide for Reducing Physical Restraints & Enhancing Safety

노인요양 Best Practice 가이드

환자 안전을 위한 신체 억제대 감소 지침

박미화 · 박명화 지음

Evidence Based Innovation
Quality of Care
Best Practice
Patient Safety

정담미디어

저자 소개

■ 저자

박미화(청암대학교 간호학과 조교수)

현 의료기관평가 인증원 인증심의위원

의료기관평가 인증원 인증조사위원

2012. 가톨릭대학교 대학원 간호학 박사

2012. 보바스기념병원 간호부장

2013. 서정대학교 간호과 조교수

박명화(충남대학교 간호대학 부교수)

근거기반간호지식 교육연구센터장

미국 University of Iowa 간호대학 겸임교수

중앙치매센터 전문위원

2001. 미국 아이오와대학 대학원 간호학 박사

2002~2011. 계명대학교 간호대학 부교수

■ 감수자

손덕현(이손요양병원 병원장)

현 부산대학교 의과대학 및 동아의대 외래교수

대한노인요양병원협회 부회장

한국만성기의료협회 부회장

가 혁(인천은혜병원 진료원장)

현 대한노인요양병원협회 교육이사

대한노인병학회 요양병원협력정책 이사

대한가정의학회 특별위원회 장기요양대책분과위원장

차례

I 개요

II 내용

III 부록

I. 개요

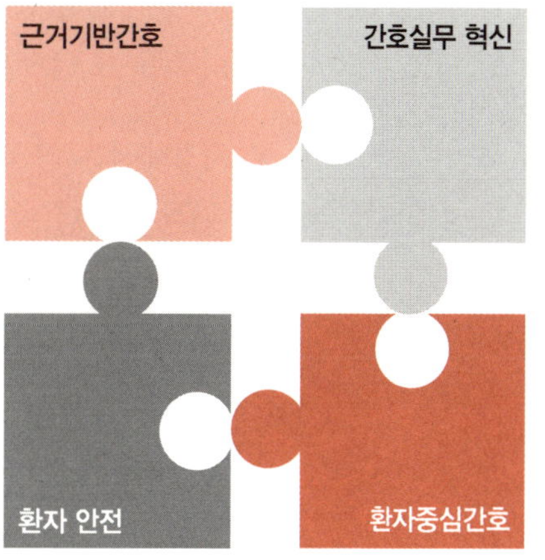

지침의 구성 및 활용법

우리나라는 전 세계에서 그 유례를 찾아보기 힘들 만큼 급속한 속도로 고령화가 진행되고 있다. 2008년 장기요양보험제도의 도입과 더불어 요양병원과 요양시설의 확대에 따른 질적인 노인요양 서비스의 제공이 절실한 실정이다. 또한 2009년 실시한 요양시설 평가와 2013년부터 실시한 요양병원 인증평가제도는 과학적 근거를 기반으로 한 최선의 실무(Evidence Based Best Practice)를 제공할 수 있는 환경 마련을 위해 전반적인 혁신을 이루도록 촉진하고 있다.

특히 노인요양환경뿐 아니라 급성기 환경에서도 오랫동안 사용되어 온 신체 억제대는 그 효율성과 윤리성에 대한 논란이 끊임없이 제기되어 온 영역이다. 최근의 국내외 연구결과와 국외의 지침에서는 신체 억제대의 신체적, 정신적 부작용뿐만 아니라 인권 침해 등의 윤리적 문제를 제시하고 이의 사용으로 인한 이득보다는 위해가 높은 중재로 이를 최소화할 것을 권고하고 있다. 하지만 국내에서는 아직 관련 법적 기준이나 세부 지침이 명확하지 않아 관련 지침 등이 절실히 필요하다.

본 지침에서는 이러한 현황을 최대한 반영하여 노인요양환경에서 의사 및 간호사와 더불어 관련 직원들이 알아 두어야 할 신체 억제와 관련된 최신 근거를 바탕으로 핵심적 지침을 제시하고자 하였다. 본 지침은 노인요양환경에서 노인환자를 위한 근거기반실무를 촉진하기 위해 만들어진 것으로 단순히 지침 그대로를 지켜야 한다는 의미보다는 간호를 받을 대상자의 요구, 환경, 자원 등 여러 가지 사항을 고려하여 근거를 기반으로 한 최선의 의사결정을 내릴 수 있도록 참고할 수 있는 가이드 역할을 하고자 한다.

본 지침은 신체 억제대 사용을 줄이기 위한 활동에 대한 전반적인 개요, 구체적인 지침 내용과 부록으로 구성되어 있으며 각 영역의 내용은 다음과 같이 활용할 수 있다.

I. 개요: 본 지침의 내용 구성과 요약을 제공하고 지침의 사용범위 및 신체 억제와 관련된 주요 용어에 대한 설명, 신체 억제에 영향을 미치는 요인과 관련된 법적 · 윤리적 문제에 대해 다루었다.

II. 내용: 실제적인 지침의 내용으로 구성되어 있다. 신체 억제대 사용을 유발할 수 있는 여러 가지 요인을 평가하여 이에 대해 대안적 중재를 제공하는 방법을 통해 신체 억제대 사용을 감소시키는 방법, 신체 억제대를 부득이 사용하는 경우 지켜야 할 사항, 직원 및 환자 · 가족 교육에 필요한 내용, 기관차원에서 이루어져야 할 노력, 신체 억제대 감소를 위한 노력 후 결과를 평가하는 방법, 신체 억제대 감소를 위한 의사결정 알고리즘, 지침을 잘 이행하도록 촉진하는 전략에 대해 구체적인 내용을 소개하고 있다.

III. 부록: 신체 억제대 사용과 관련된 병원이나 시설의 정책, 지침, 절차, 교육자료, 기록양식 등을 만드는 데도 참고할 수 있도록 관련 중재의 요약지, 기록지, 동의서, 교육자료 등 실질적인 자료를 제공하고 있다.

지침이 만들어진 과정

1. 근거 검색

검색 Database	
국외	MEDLINE PubMed UpToDate CINAHL MDconsult Cochrane Database of Systematic Reviews(CDSR, Cochrane Reviews) NGC(National Guidelines Clearinghouse)
국내	RICH(Research Information center for health) RISS(Reference Information Storage System)

검색어:
"억제대" "신체 억제" "신체 억제대"
"Restraints" "Physical and Restrain" "Mechanical and Restraint"
"Manual and Restrain" "Physical and Immobilization" "Patient and Restrain"
"Aged and Restrain" "Restrain and Free" "Restrain and Minimization"

2. 근거 선택기준

■ 포함 기준

- 가이드라인, 체계적 고찰, 원저(2000~2013)
- 영어나 한국어로 출간된 논문

■ 제외 기준

- 연구방법에 많은 결점이 있는 연구
- 연구방법이 잘 기술되어 있지 않거나 논리적이지 못한 연구
- 전문가 집단에서 포함하지 않기로 한 자료: 임상과 관련 없는 자료
- 지침 범위에 해당되지 않는 자료
  - 소아, 정신과 환자 억제 관련 문헌
  - 화학적 억제 관련 문헌

3. 참고 지침

본 지침은 다음의 관련 지침을 참고하였다.

개발자	연도	지침 제목	발행처
Park, M, Tang, J., & Mentes, J.	2004	Reducing Restraints Use in Acute Care Settings	University of Iowa, Gerontological Nursing Interventions Research Center
박명화	2006	급성기 병원에서의 억제대 감소 지침	계명대학교 간호대학
박미화	2012	노인요양병원 입원환자를 위한 억제대 지침	가톨릭대학교 대학원
RNAO	2012	Promoting Safety: Alternative Approaches to the Use of Restraints	Registered Nurses's Association of Ontario

4. 근거수준과 권고등급

본 지침에서 사용된 근거수준과 권고등급은 SIGN에서 개발한 등급체계를 활용하였다.[1]

근거수준	
1++	무작위대조군 연구에 대한 질 높은 메타분석 및 체계적 고찰이나 비뚤림이 매우 낮은 무작위대조군 연구
1+	무작위대조군 연구 또는 비무작위대조군 연구에 대한 잘 수행된 메타분석 및 체계적 고찰이나 비뚤림이 낮은 무작위대조군 연구 또는 비무작위대조군 연구
1–	무작위대조군 연구 또는 비무작위대조군 연구로 수행된 메타분석 및 체계적 고찰이나 비뚤림이 높은 무작위대조군 연구 또는 비무작위대조군 연구
2++	환자대조군 또는 코호트 연구에 대한 질 높은 메타분석, 교란변수나 비뚤림의 위험이 매우 낮고, 인과관계의 가능성이 큰, 질 높은 환자–대조군 또는 코호트 연구
2+	교란변수나 비뚤림의 위험이 낮고, 인과관계 가능성이 보통 정도인, 잘 수행된 환자–코호트 연구
2–	교란변수나 비뚤림의 위험이 높고, 인과관계가 아닐 위험이 있는 환자–대조군 또는 코호트 연구
3	비분석적 연구(예: 사례보고, 사례연구)
4	전문가 의견

권고등급	
A	• 메타분석 및 체계적 고찰 또는 1++ 수준의 무작위대조군 연구가 최소 하나 이상이고, 목표 집단에 직접 적용 가능한 경우 • 무작위대조군 연구로 수행된 체계적 고찰 또는 1+ 수준의 연구로 구성된 근거이고, 결과가 전반적으로 일관성을 보이는 경우
B	• 2++ 수준의 연구로 구성된 근거이고, 목적에 직접 적용할 수 있으며, 결과가 전반적으로 일관성을 보이는 경우 • 1++나 1+ 수준의 연구로부터 추정된 근거인 경우
C	• 2+ 수준의 연구로 구성된 근거이고, 직접 표적 모집단에 적용할 수 있으며, 결과가 전반적으로 일관성을 보이는 경우 • 2++ 수준의 연구로부터 추정된 근거인 경우
D	• 근거의 수준 3 또는 4에 해당되는 경우 • 2+ 수준의 연구로부터 추정된 근거인 경우

5. 평가

- 내용 타당도는 델파이 방법을 활용하여 전문가 집단에서 평가하였으며 2회에 거쳐 수정 및 보완하였다.
- 지침 적용에 대한 현장평가는 노인요양병원 및 요양시설을 대상으로 실시하였다. 신체 억제대 지침 적용에 대한 지식, 신체 억제대 관련 간호의 질, 간호중재 수행과 적용 과정 및 적용 후 억제대 감소 효과에 대한 평가를 통하여 검증하였다.

요약 가이드

신체 억제대 사용 위험요인에 대한 포괄적 평가		근거수준	권고등급
1	입원 시와 입원 후 지속적으로 환자에게 신체 억제대 사용의 위험요인이 있는지에 대해 적합한 평가도구를 사용하여 포괄적으로 평가한다.	2++	B
1–1	환자의 행동을 통합적으로 평가한다.		
1–2	환자의 과거력, 건강력 및 건강관리기록을 평가한다.		
1–3	환자의 투약력을 평가한다.		
1–4	환자의 안전과 자가관리 능력에 영향을 줄 수 있는 신체기능을 평가한다.		
1–5	환자의 인지기능 및 정신상태를 반영하는 증상을 평가한다.		
1–6	환자의 심리 및 정서상태를 평가한다.		
1–7	환경적인 요소를 평가한다.		

신체 억제대 사용 감소를 위한 대안적 활동		근거수준	권고등급
2	신체 억제대 사용을 줄이기 위해 환자와 치료적 관계를 유지한다.	3	D
2–1	환자에 대해 공감하고 존중하며 신뢰관계를 이루도록 한다.		
2–2	환자를 고유한 인격체로 관찰하여 환자의 행동변화를 가져오는 환경이나 요인을 확인하여 환자의 특성에 맞는 대처방안을 마련한다.		
3	신체 억제대 사용을 최소화하기 위한 대안에 초점을 두고 환자 개인의 상황에 적합한 개별화된 중재를 제공한다.	2++	B
3–1	필요한 경우 일대일 간호를 제공하고 지속적으로 관찰한다.		
3–2	가능한 범위 내에서 가족을 돌봄에 참여시킨다.		
3–3	환자의 안위를 저해하는 치료는 방법을 바꾸거나 중단한다.		
3–4	적절한 보조기구의 사용을 통해 안전을 증진시킨다.		
3–5	주변 환경을 변화시킨다.		
3–6	현실적응훈련과 사회적 · 심리적 중재를 제공하여 편안함을 높인다.		
3–7	환자의 주의를 전환시키기 위한 중재를 한다.		

<table>
<tr><td rowspan="2">4</td><td rowspan="2">신체 억제대 사용을 줄이기 위해 복합적 중재를 포괄적으로 사용한다.</td><td>근거수준</td><td>권고등급</td></tr>
<tr><td>1+</td><td>A</td></tr>
<tr><td>4-1</td><td colspan="3">각각의 상황과 문제에 적합한 다양한 중재를 복합적으로 활용한다.</td></tr>
<tr><td>4-2</td><td colspan="3">행동관리 프로그램을 활용한다.</td></tr>
<tr><td>4-3</td><td colspan="3">의사결정 알고리즘을 활용한다.</td></tr>
<tr><td>4-4</td><td colspan="3">전문간호사나 신체 억제대 관련 전문가와 상의한다.</td></tr>
<tr><td rowspan="2">5</td><td rowspan="2">지속적으로 환자를 모니터링하며 환자와 가족의 의견을 참고하여 간호계획을 재평가하고 수립한다.</td><td>근거수준</td><td>권고등급</td></tr>
<tr><td>3</td><td>D</td></tr>
<tr><td>5-1</td><td colspan="3">환자 평가표와 같이 표준화된 정기적 평가 결과를 환자 계획에 반영한다.
* 환자 평가표: 노인요양병원형 수가체계에서 요양병원 입원환자의 의료서비스 요구도와 기능 상태를 파악하기 위하여 적용하고 있는 포괄적인 노인환자 평가도구</td></tr>
<tr><td>5-2</td><td colspan="3">환자와 가족의 반응과 의견을 간호계획에 반영한다.</td></tr>
<tr><td colspan="4">신체 억제대 사용 시 지켜야 할 원칙</td></tr>
<tr><td rowspan="2">6</td><td rowspan="2">신체 억제대를 사용하는 동안 환자의 안전과 안녕에 대한 위협을 최소화한다.</td><td>근거수준</td><td>권고등급</td></tr>
<tr><td>4</td><td>D</td></tr>
<tr><td>6-1</td><td colspan="3">신체 억제대를 사용하기 전에 신체 억제대를 사용해야 하는 상황인지 충분히 평가하고 고려한다.</td></tr>
<tr><td>6-2</td><td colspan="3">신체 억제대 적용의 금기사항 여부를 사정한다.</td></tr>
<tr><td>6-3</td><td colspan="3">신체 억제대를 적용하에 전에 의사의 처방을 받도록 한다.</td></tr>
<tr><td>6-4</td><td colspan="3">신체 억제대를 적용하기 전에 환자 및 환자의 가족에게 환자의 상황과 신체 억제대 사용 목적, 부작용에 대해 설명하고 동의를 구한다.</td></tr>
<tr><td>6-5</td><td colspan="3">신체 억제대 사용으로 인한 부작용을 관찰하며 환자의 요구를 평가한다.</td></tr>
<tr><td>6-6</td><td colspan="3">신체 억제대를 적용한 경우에는 신체 억제대 사용을 중단하려는 노력을 지속적으로 시도하고 이에 대해 기록한다.</td></tr>
<tr><td>6-7</td><td colspan="3">신체 억제대 적용 시 관련 내용을 정확하게 기록한다.</td></tr>
<tr><td>6-8</td><td colspan="3">환자의 특정 행동으로 인해 신체 억제대를 적용했다면, 일단 해당 행동이 사라지거나 대안이 효과적인 경우 신체 억제대를 즉시 제거한다.</td></tr>
<tr><td>6-9</td><td colspan="3">신체 억제대 적용 시 안전원칙을 준수한다.</td></tr>
</table>

교육적 전략			
7	신체 억제대 관련 교육을 직원과 가족을 대상으로 실시한다.	근거수준	권고등급
		2+	C
7-1	신체 억제대 사용 감소를 위한 교육을 정기적으로 실시하고 모든 직원이 참여하도록 한다.		
7-2	신체 억제대에 대한 정보를 가족에게도 제공한다.		
기관차원의 노력			
8	신체 억제대 사용 감소를 위한 조직문화를 조성한다.	근거수준	권고등급
		4	D
8-1	신체 억제대 사용 감소와 관련된 기관의 철학을 수립한다.		
8-2	신체 억제대 사용 감소와 관련된 기관의 정책을 수립한다.		
8-3	신체 억제대 사용 감소를 위하여 정기적으로 의료진을 포함한 모든 직원에게 교육을 시행한다.		
신체 억제대 사용 감소 평가			
9	신체 억제대를 최소화하기 위한 과정에 대한 모니터링과 평가를 지속적으로 실시한다.	근거수준	권고등급
		2+	C
9-1	신체 억제대 지침에 대해 직원교육을 실시하기 전과 후 신체 억제대 관련 지식과 태도의 변화를 평가한다.		
9-2	지침의 사용 후 이행 여부에 대해 지속적으로 과정평가를 실시한다.		
10	신체 억제대 사용 감소를 위한 노력으로 인해 기대되는 결과를 평가한다.	근거수준	권고등급
		2+	C
10-1	신체 억제대 사용빈도가 줄었는지 평가한다.		
10-2	낙상횟수를 평가한다.		
10-3	향정신성 약물의 사용빈도와 용량에 변화가 없는지 평가한다.		
10-4	환자의 수면양상에 변화가 있는지 평가한다.		
10-5	욕창 발생 및 악화의 감소를 평가한다.		
10-6	흥분과 배회 횟수를 평가한다.		
10-7	환자를 돌보는 직원의 스트레스 변화 여부를 평가한다.		
10-8	환자의 심리적 안정 정도와 신체기능 향상 여부를 평가한다.		

지침의 개요

1. 배경

노인인구의 증가와 함께 치매, 뇌졸중 등의 중증질환으로 치료를 받는 노인인구가 증가하면서 2010년 우리나라 치매환자의 수는 전체 노인인구의 8.8%에 달하며, 2040년에는 11.2%에 이를 것으로 추산되고 있다.[2] 국내외 연구에 따르면 인지적 손상을 가진 노인환자는 일상생활기능의 제한, 흥분, 망상, 환각, 배회, 낙상, 처치 거부의 행동을 보이기 쉬우므로 간호제공자들은 낙상이나 상해 예방, 처치 방해나 정신행동에 대처하기 위해 신체 억제대를 사용하는 경우가 많은 것으로 보고되고 있다.[3,4]

신체 억제대는 신체적, 정신적 부작용을 초래할 뿐만 아니라 환자나 노인의 신체를 제한하고 자유로이 움직일 수 있는 권리를 침해하여 자율, 인권 침해 등의 윤리적 문제를 야기한다.[5] 실제 임상상황에서 신체 억제대 사용의 시작과 유지, 종결에 관한 의사결정에 간호직원들이 참여하고 있으며,[6] 신체 억제대 사용과 관련하여 환자 안전을 위한 최선의 방법에 대해 의사결정의 불확실성과 윤리적인 딜레마를 경험하는 경우가 많다.[7] 신체 억제대가 의사나 간호사의 관리가 필요한 사항임에도 불구하고 법적 기준이나 세부 지침이 명확하지 않고 병원이나 시설에서 자체적으로 비치하고 있는 지침에서도 신체 억제대에 대한 정의와 억제의 문제점에 관련된 내용이 미흡한 실정이다.[8-11]

신체 억제대는 윤리적, 신체적, 정신적 부작용을 발생시킬 수 있으므로 사용에 대한 신중한 판단이 필요하며, 신체 억제대 사용으로 인해 발생할 수 있는 문제점을 최소화할 수 있도록 현장에서 적용하기 적합한 지침이 필요하다. 그러므로 본 지침은 노인요양환경에서 신체 억제대 사용을 줄이기 위해 여러 가지 다양한 대안을 사용하는 것을 격려하고 신체 억제대를 최소한으로 사용하는 것을 돕기 위하여 개발되었다. 본 지침의 사용을 통해 환자의 인권이 존중되는 간호를 실현하는 데 도움이 되고자 한다.

2. 목적

본 지침은 노인요양기관의 환자들을 대상으로 한 신체 억제대 사용을 줄이기 위해 간호사를 포함한 의료인과 환자를 돌보는 직원들의 의사결정을 돕는 것에 그 목적을 두고 있다. 장기적으로는 환자에게 불필요하고 해로운 신체 억제대 사용을 줄임으로써 신체적, 정신적으로 안전한 치료 환경을 제공하는 데 그 목적이 있다.

3. 적용 범위

본 지침은 노인요양병원 및 요양시설에 입원한 환자를 대상으로 한 신체 억제대 사용 감소에 우선적인 목적을 두고 있다.

4. 지침에 포함된 내용 범위

- 신체 억제대 사용의 영향요인
- 신체 억제대 사용의 위험과 이점
- 의료윤리적 고찰
- 법적 문제
- 사정: 신체 억제대 사용 위험요인에 대한 포괄적 평가
- 중재: 신체 억제대 감소를 위한 대안적 행동과 신체 억제대 사용 시 지켜야 할 원칙, 주의사항
- 교육적 전략: 신체 억제대의 올바른 사용과 사용 감소를 위한 모든 의료진 교육
- 기관차원의 노력: 기관차원에서의 신체 억제대 최소화 노력
- 결과 평가: 지침 수행과정 평가 및 수행 후 결과 평가

5. 비용 분석

신체 억제대 사용 감소 이후 낙상 혹은 낙상으로 인해 상해나 정신행동증상으로 인한 약물 사용이 증가하지 않았다는 연구결과들이 보고되었다.

6. 편익/위해

신체 억제대 사용 감소를 위한 지침을 적용함으로써 얻게 되는 이득과 관련 문헌 또는 연구가 아직은 불충분하며, 그 결과가 다양하여 정확한 평가는 어려운 실정이다. 그러나 부적절한 신체 억제대 사용을 줄임으로써 얻을 수 있는 이득은 신체 억제대 사용으로 인한 부작용을 줄이고 환자 행동의 의미에 초점을 둔 간호를 수행함으로써 간호의 질을 향상시킬 수 있다는 것이다. 이와 더불어 최소한의 신체 억제대 사용 시 올바른 방법을 적용하여 환자에게 생길 수 있는 부작용을 예방하는 것이 그 이득이 될 수 있을 것이다. 본 지침의 내용을 이행하기 위해서는 우선적으로 직원의 환자 행동에 대한 충분한 이해와 이를 위한 교육이 필요하며 기관 차원의 노력과 지원이 필요하다.

7. 가치판단의 기준

환자의 행동을 통제하기 위한 신체 억제대는 의료인의 편의와 업무의 원활한 진행을 위한 중재로 사용되는 경우가 있다. 본 지침의 권고사항의 가치기준은 환자의 인권과 편익을 우선적으로 고려하고자 한다.

8. 지침 활용 시 주의 사항 및 제한점

본 지침의 권고가 모든 환경에서 타당한 것은 아니다. 각각의 권고사항에 대한 의사결정은 다음과 같은 측면을 고려하여 이루어져야 한다.

- 사용 가능한 재원
- 기관의 시설, 정책
- 환자 및 가족 선호도와 환경
- 사용 가능한 인적 자원
- 실무자의 임상경험
- 최신 연구결과에 대한 지식

주요용어 정의

1. 억제

신체의 일부나 전신 혹은 행동을 제한하는 신체적, 화학적, 환경적 방법이다.[5-16] 본 지침은 신체 억제대를 주로 다루고 있다.

1) 억제대의 분류

신체 억제대(physical restraints)

대상자의 자유로운 움직임을 제한하거나 부착한 기구를 쉽게 제거할 수 없도록 하기 위해 대상자의 신체에 부착하는 물리적 기구나 장비를 의미한다.[15,17,18]

신체 억제대에는 장갑 억제대, 손목이나 발목 억제대, 침대나 의자에 앉을 때 허리를 묶는 끈이나 벨트, 조끼 억제대, 휠체어 억제대, 테이블과 끈이 있는 의자 억제대, 침대 난간 등이 있다.

화학적 억제(chemical restraints)

행동을 조절하거나 환자의 자유로운 움직임을 제한하는 데 사용되는 항정신병 약물, 항불안성 약물, 항우울제, 진정제, 최면제 등을 의미한다.[19-21]

환경적 억제(environmental restraints)

특정 장소(병동이나 병실 등)로 환자의 움직임을 제한하는 것을 의미한다.

2) 신체 억제대의 종류

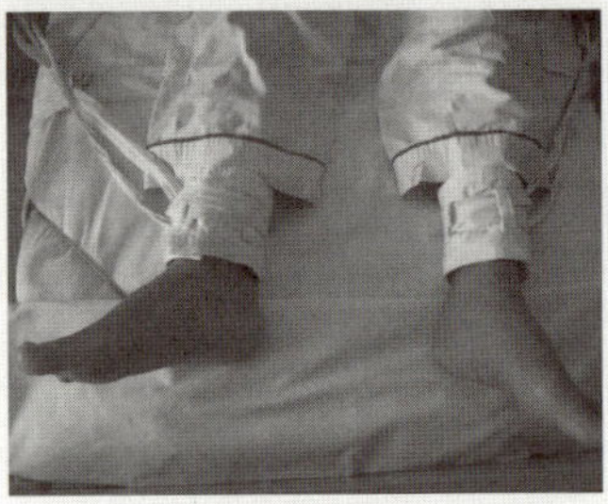
발목 억제대

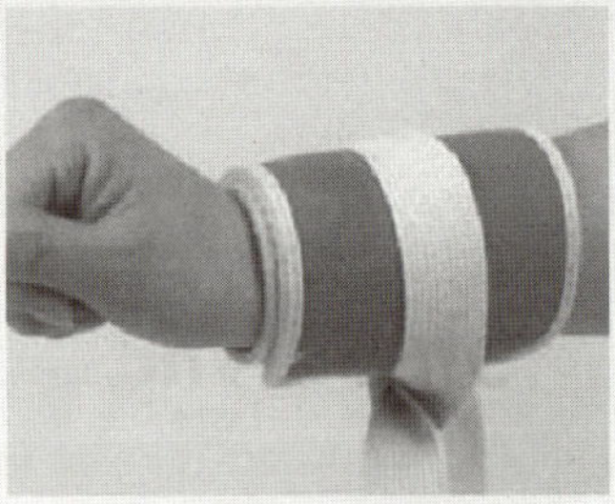
손목 억제대

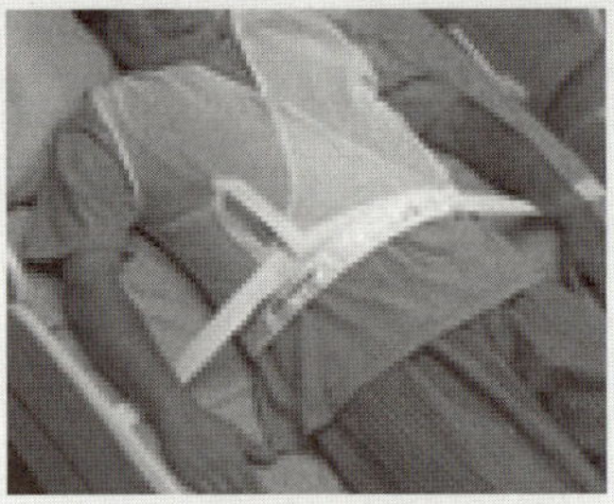
가슴 억제대

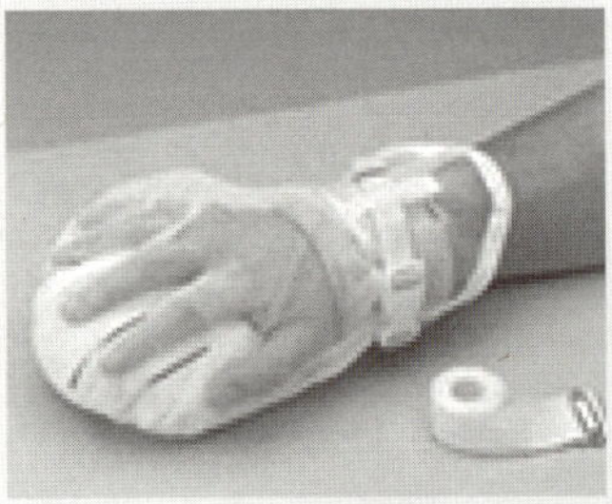
장갑 억제대

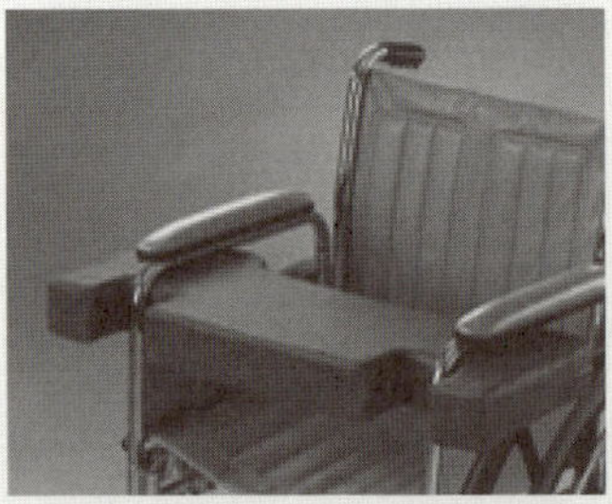
휠체어용 랩 허거(Lap Hugger)

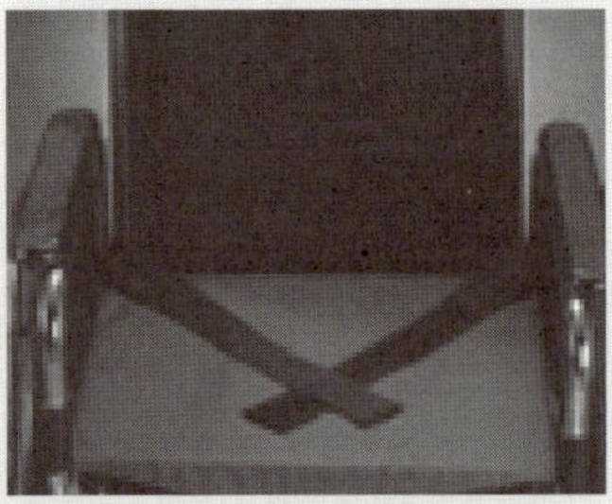
휠체어 및 의자 벨트

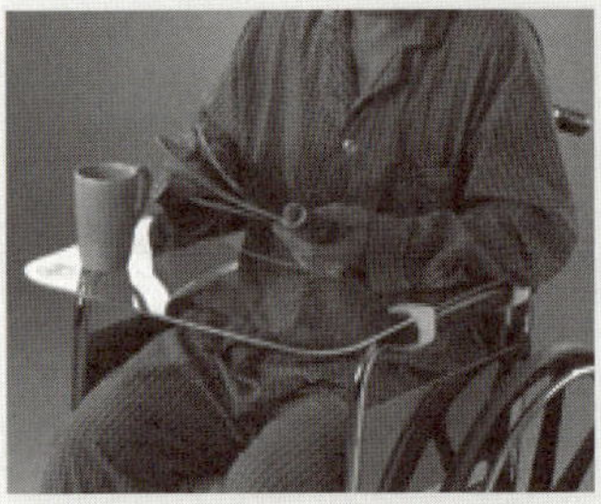
휠체어용 식판

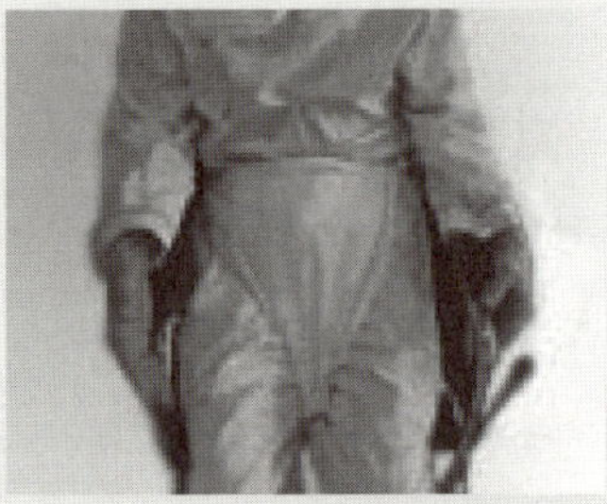
골반 억제대

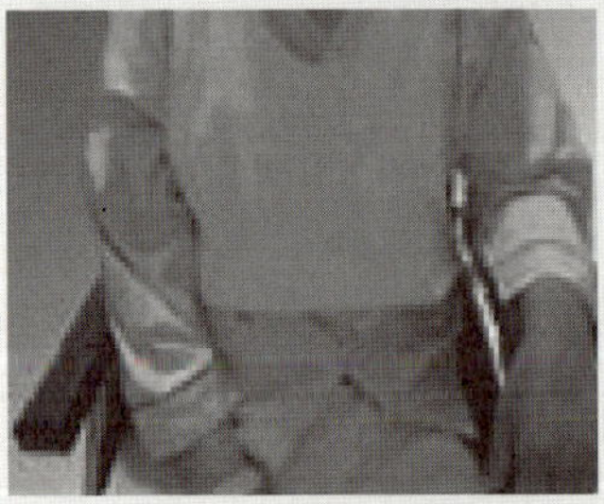
조끼 억제대(앞)

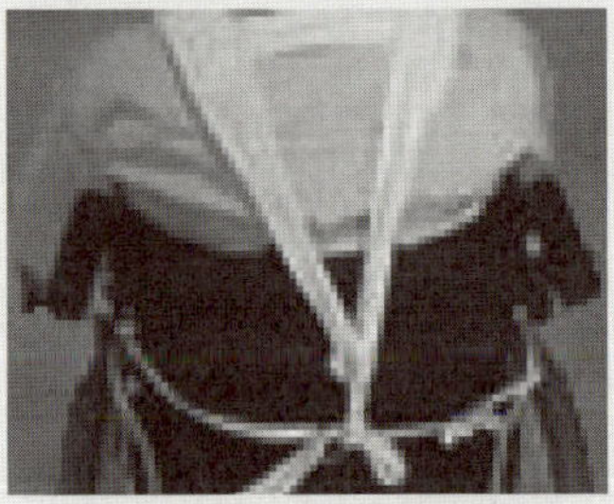
조끼 억제대(뒤)

신체 억제에 해당되는 구체적 행위의 예[18,22]

- 배회하지 않도록 하기 위해 휠체어, 침대 등에 몸이나 사지를 끈 등으로 묶는 행위
- 낙상 사고를 막기 위해 휠체어, 침대 등에 몸이나 사지를 끈 등으로 묶는 행위
- 혼자서는 내려올 수 없도록 침대를 사이드레일(난간)로 올리는 행위
- 주사, 경장 영양관 등의 튜브가 빠지지 않도록 침대에 사지를 끈 등으로 묶는 행위
- 주사, 경장 영양관 등의 튜브가 빠지거나 피부가 벗겨지는 것을 막기 위해 손가락의 기능을 제한하는 벙어리장갑을 끼우는 행위
- 휠체어나 의자에서 미끄러지거나 그 위에 올라서지 않도록 Y자형 구속대나 복부벨트, 휠체어 테이블을 장착하는 행위
- 일어서는 것을 막기 위한 의자를 사용하는 행위
- 타인에게 방해가 되지 않도록 침대에 몸이나 사지를 끈으로 묶는 행위
- 자신의 의사로 열 수 없는 공간에 격리하는 행위

3) 침대 난간

침대 난간은 기본적으로 신체 억제대로 간주되며 환자의 상태와 위험을 개별적으로 평가한 후에 사용 유무를 결정해야 한다.[4,17,21,23-25]

▶ 침대 난간이 신체 억제대로 간주되지 않는 경우

- 침대 난간이 대상자의 움직임을 방해하지 않는 경우
- 침대 난간이 침대 내에서 대상자의 이동이나 체위변경에 사용되는 경우
- 침대 난간이 대상자의 신체적 기능 향상에 도움이 되는 경우
- 침대 난간이 독립적 움직임을 강화시켜 심리적 안녕에 기여하는 경우

▶ 침대 난간으로 인해 환자가 구속감을 느끼거나 침대 난간으로 인한 사고의 위험(낙상, 질식, 신체적 손상 등)이 있을 경우는 침대 난간을 내려놓아야 한다.

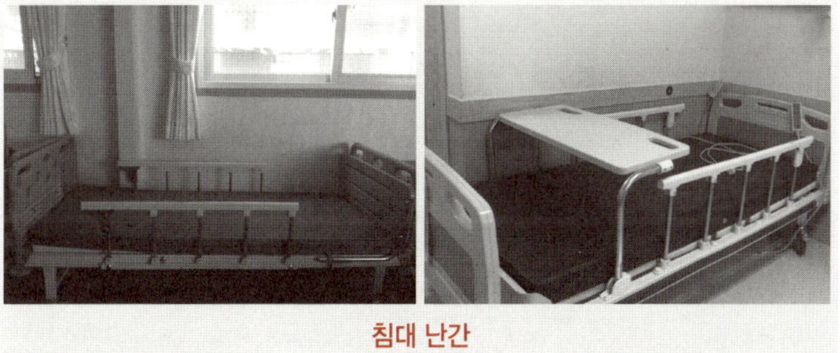

침대 난간

4) 신체 억제대와 구분되는 기구

의학적 처치를 위한 기구: 의학적으로 필요한 고정에 사용되는 기구는 억제대로 간주되지 않는다. 이러한 기구들은 내과나 치과 등의 진단을 위해서 또는 외과적인 처치 중에 이들에 대한 저항으로 발생할 수 있는 환자의 손상 위험을 감소시키는 데 사용되며 일반적으로 처치의 일부분으로 간주된다.

예) 부러진 갈비뼈에 사용하는 깁스, 정맥 내 투여 시 사용하는 부목, 처치나 수송활동에 사용하는 카트 스트랩[18]

재활 보조기구: 자세의 지지에 사용되는 기구나 정형장치 같은 재활 보조기구는 이 지침으로부터 제외된다. 이러한 기구는 대상자의 움직임을 제한한다 해도 기구를 사용하지 않을 때보다 움직임의 자유를 더 크게 얻을 수도 있기 때문에 억제대와는 차별화된다.[18]

신체 억제대 사용 관련 요인

환자의 신체 억제대 사용에 영향을 미치는 요인은 크게 환자 특성과 직원 및 병원 특성 두 가지로 나눌 수 있다.

1. 환자 특성

신체 억제대 사용과 관련된 환자의 특성은 다음과 같다.

- **인지기능의 저하**[26–41]

  인지기능에 영향을 미치는 알츠하이머병 같은 만성적인 질환에 의한 정신상태의 변화, 혼동 혹은 섬망으로 인한 행동증상(배회, 공격적 행동 등)은 신체 억제대 사용에 영향을 미친다.

- **모니터링 기구 또는 치료기구 사용**[5,29,36,37,41–48]

  정맥라인, 카테터, 비위관, 기관내관 같은 의료장치를 떼어내거나 치료를 방해하는 것이 신체 억제대를 사용하는 가장 일반적인 이유이다. 특히 인공호흡기를 사용하는 환자에게서 신체 억제대 사용 빈도가 높다. 그러나 연구결과에 의하면 신체 억제대 사용은 이런 목적을 위해서는 효과가 없다고 보고되고 있다. 환자의 1/4 정도가 억제되는 동안에도 발관을 시도했다고 보고되었다. 최근 한 연구에서는 신체 억제대가 예상치 못한 발관 위험을 3배까지 높인다고 보고하였다.

- **신체적 의존성**[26–31,35,49–52]

  신체적인 장애를 가지고 있는 환자들은 도움을 더 많이 필요로 하며 도움 없이 혼자서 일어나거나 활동을 시도할 경우 신체 억제대의 적용 위험이 높아진다.

- **낙상의 과거력 또는 위험성**[5,27,42,44,50,53–56]

  신체 억제대는 특히 낙상 방지를 위한 목적으로 사용되는 경우가 많다. 한 연구에서는 인터뷰한 간호관리자의 29%가 신체 억제대를 낙상 예방 중재라고 응답한 바 있다. 그러나 억제대가 효과적인 낙상 예방 방법이 아니라는 연구결과들이 지속적으로 보고되고 있다. 실제로 낙상 위험이 있는 입원환자를 대상으로 한 연구에서 신체 억제대를 사용하는 경우는 낙상 위험도가 2배 이상 증가하였으며 낙상 예방을 위한 효과적인 중재에 신체 억제대는 포함되지 않았다.

- **초조행동 또는 흥분상태**[4,26,28,31,39,42,43,46,47,57–59]

- **치료를 방해하는 행동**[11,29,31,42,44,53]

- **고령**[27,32,35,49,58,60–62]

  일반적으로는 같은 재원기간 동안 젊은 사람보다 노인들이 더 많이 억제되는 경향이 있음이 보고되었다.

- **배설양상의 변화**[58,61,63]

  요실금이나 배설문제가 불편함을 야기하고 이로 인해 환자들이 도움을 기다리지 않고 급히 화장실을 가기 위해 일어나려고 시도할 수 있다.

- **움직임/배회의 통제 어려움**[26,30,31,44,53,61]

- **투약**[35]

  과량의 약물 투약이나 약물 수 증가로 인한 섬망의 위험 증가 등이 억제대 사용에 영향을 미칠 수 있다.

2. 직원 및 병원 특성

직원 및 의료진의 특성은 신체 억제대의 사용에 있어 상당히 중요한 영향을 미칠 수 있으며 기관의 특성에 따라 신체 억제대의 사용이 다르게 나타날 수 있다. 신체 억제대 사용과 관련한 직원 및 병원의 특성은 다음과 같다.

- **신체 억제대 사용을 줄이기 위한 방법에 대한 지식 부족**[26,31,32,55,64–70]

- **신체 억제대 사용이 가져오는 부작용에 대한 인식 부족**[31,53,71]

- **신체 억제대의 효과에 대한 직원의 강한 신념**[33,49,51,55,72,73]

- **인력에 비해 너무 많은 환자비율**[29,31,43,49,65,71,74]

- **환자행동 평가 기술의 부족**[31,60,66,72]

- **신체 억제대 사용에 대한 연구결과 활용 및 분야 간 협력 부족**[30,51,73]

- **환자의 상해 시 소송에 대한 우려**[30,44,64,65,71,74]

최신 지침에 따르면 신체 억제대를 사용한 경우보다 사용하지 않은 경우의 책임이 적은 것으로 보고되고 있다. 신체 억제대 사용과 관련된 소송사건들은 부적절한 업무순서, 부정확한 적용, 환자에 대한 모니터링 부족, 신체 억제대의 부작용 교정 실패 등을 주된 이유로 한다. 신체 억제대를 사용하지 않는 것이 소송의 원인이 되지는 않는다고 보고되고 있다.

신체 억제대 사용과 관련된 윤리적 고찰과 법적 문제

1. 신체 억제대 사용과 관련된 윤리적 고찰

신체 억제대 사용은 기본적으로 환자의 인권을 침해하고 자율성을 제한한다. 인지기능이 저하된 환자들은 자신의 의견을 표현하거나 치료에 대한 의사결정에 적극적으로 참여할 수 없다고 간주되는 경우가 많아, 환자의 의사결정권과 존엄성에 대한 충분한 지식이 없는 직원에게는 중요하지 않은 문제로 비춰질 수도 있다. 하지만 최근 연구에서 환자에게 신체 억제대를 적용할 때 직원은 죄책감과 수치심을 느꼈으며 신체 억제대가 환자의 존엄성을 잃게 하고 부정적 영향을 미친다는 것에 대부분 동의한다고 나타났다.[7-9]

노인간호에서 환자의 권리와 윤리적 의사결정은 윤리적 간호의 일부로서 그 중요성을 인정받고 있다. 노인환자를 돌보는 직원들은 환자의 자율성, 안전성, 그리고 삶의 질을 위한 옹호자가 되어야 한다.

2. 신체 억제대 사용과 관련된 법적 문제

환자를 위험에서 보호할 법적 의무는 매우 중요하며 이를 지키지 못했을 때는 법적인 책임을 지게 된다. 직원들은 신체 억제대를 사용하지 않은 환자가 신체손상을 당할 경우를 두려워하여 신체 억제대 사용을 환자의 안전관리라는 목적으로 정당화시킨다. 하지만 당연시되던 신체 억제대 사용 목적에 적합한 근거를 찾아볼 수 없으며 신체 억제대 사용으로 인해 많은 부작용이 유발된다는 연구결과들이 발표되고 있다.[10,11,21]

신체 억제대를 사용하는 경우와 하지 않는 경우 모두 법적 책임에서 안전할 수 없다. 신체 억제대를 사용하지 않은 환자가 다쳤을 때 져야 할 법적 책임 때문에 반대로 신체 억제대를 사용하고 있는 환자가 다쳤을 때의 책임에 대해서는 미처 생각하지 못할 수 있다. 신체 억제대와 같이 의료진이 환자를 위해 수행하였다고 생각한 중재가 환자에게 부작용 또는 치명적인 손상으로 인한 사망을 유발할 수도 있다는 것을 항상 염두에 두어야 한다.

3. 우리나라의 신체 억제대 관련 기준

노인복지시설 인권보호 및 안전관리지침(보건복지부, 2010)[75]

1-4. 시설 생활노인 권리보호를 위한 윤리강령

4) 신체적 제한을 받지 않을 권리

생활노인 또는 종사자 등의 생명이나 신체에 위험을 초래할 가능성이 현저히 높거나, 대체할 만한 간호나 수발방법이 없거나, 증상의 완화를 목적으로 불가피하게 일시적으로 신체적 제한을 하는 경우 등의 긴급하거나 어쩔 수 없는 경우를 제외하고는 노인의 의사에 반하는 신체적 제한을 해서는 안 된다.

2-1. 노인학대 유형

노인복지법 제1조 2항과 제39조 9항에 제시한 노인학대의 정의와 노인에 대한 금지행위를 살펴보면 다음과 같이 신체 억제대와 연관된다.

신체적 학대	물리적인 힘 또는 도구를 이용하여 노인에게 신체적 손상, 고통, 장애 등을 유발시키는 행위

2013년도 요양병원 인증조사 기준(보건복지부)[76]

기준 4.2.3 적절하고 안전한 신체 억제대 사용 지침이 있고, 이를 준수한다.

조사항목

	조사항목(S, P, O)	조사방법	유형	조사결과
1	안전한 신체 억제 및 보호를 위한 신체 억제대 사용 지침이 있다(S)	DR	A	□유 □무
2	신체 억제대 사용 전 절차를 준수한다(P)	IT	B	□상 □중 □하
3	신체 억제대 사용 환자를 관찰하고 기록한다(P)	IT	B	□상 □중 □하
4	신체 억제대 사용 환자에게 부작용 예방 활동을 수행한다(P)	IT	B	□상 □중 □하
5	[시범] 신체 억제대 사용을 줄이기 위한 활동을 수행한다(P)	ST	C	□상 □중 □하

1) 안전한 신체 억제 및 보호를 위한 신체 억제대 사용 지침은 다음 내용을 포함할 수 있다.
   - 신체 억제대 사용 대상
   - 신체 억제대 종류 및 적용 방법
   - 신체 억제대 사용 전 절차: 환자상태 확인, 신체 억제대 사용 처방, 환자 또는 보호자에게 설명 및 동의서 받기, 환자 또는 보호자에게 설명 및 동의서를 받기 어려운 경우 대처방안 등
   - 신체 억제대 사용 환자의 관찰 및 재평가
     - 신체 억제대 사용 환자의 관찰: 주기, 관찰 내용 등
     - 신체 억제대 사용 환자의 부작용 예방 활동
     - 신체 억제대 사용 환자 재평가: 신체 억제대 사용이 계속 필요한지에 대한 재평가, 주기, 신체 억제대 사용 해제 방법 등

2) 신체 억제대 사용 전 환자상태 확인, 신체 억제대 사용 처방, 동의서 받기 등의 절차를 준수한다.

3) 신체 억제대 사용 환자를 주기적으로 관찰(예: 억제대 위치 변화, 사지 말단부위의 맥박, 체온, 피부색 등)하며 기록한다.

4) 신체 억제대 사용 환자에게 억제대로 인한 부작용이 발생하지 않도록 예방활동(예: 규칙적으로 신체 억제대 풀어 놓기, 능동적 · 수동적 관절가동범위 운동, 자세 변경 등)을 수행하며 기록한다.

5) [시범] 신체 억제대 사용을 줄이기 위한 활동을 매년 1가지 이상 시행한다. 의료기관에서 수행할 수 있는 신체 억제대 사용을 줄이기 위한 활동의 예는 다음과 같다.
   - 관련 직원 교육: 신체 억제대 사용 대상 및 사용 시 문제점과 해결방안, 안전관리, 환자권리와 존중 등에 대한 교육
   - 신체 억제대 사용 건수 조사
   - 신체 억제대 사용 제로 환경 캠페인
   - 안전한 신체 억제대 사용방법 포스터 제작 등

II. 내용

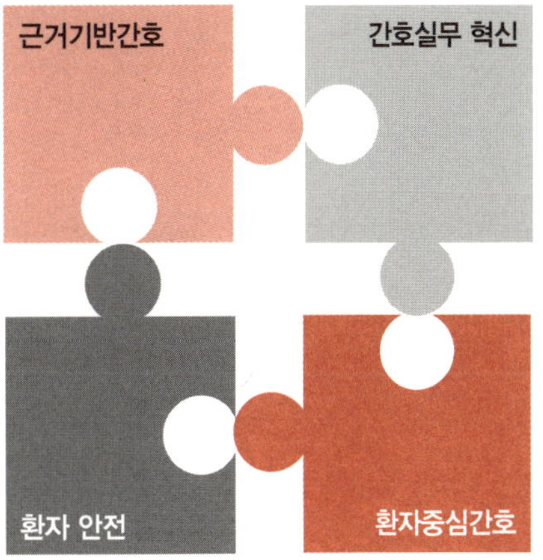

신체 억제대 사용 위험요인에 대한 포괄적 평가

신체 억제대를 최소화하거나 대안적 중재를 사용하기 위한 의사결정의 근본에는 환자의 특성과 환자 행동의 원인에 대한 정확한 분석이 뒷받침되어야 한다.

		근거수준	권고등급
1	입원 시와 입원 후 지속적으로 환자에게 신체 억제대 사용의 위험요인이 있는지에 대해 적합한 평가도구를 사용하여 포괄적으로 평가한다.	2++	B

간호사는 치료와 수정이 가능한 행동의 원인을 찾기 위해 철저한 간호사정을 수행해야 한다. 환자가 보이는 행동의 이유는 배고픔, 통증, 배변욕구, 수면부족으로 인한 피로, 감염, 섬망 등의 급성 질병으로 인한 생리적 변화와 같은 신체적 스트레스에 대한 반응이 포함될 수 있다. 특히 치매로 인해 인지기능이 손상된 환

자의 경우 지나친 자극이나 자극의 결핍 또는 돌보는 사람이나 일상의 변화와 같은 환경적인 스트레스가 특정 행동의 원인이 될 수 있다. 또는 환자가 치료절차, 통증, 환자의 능력을 넘어서는 활동과 같은 과도한 요구를 경험할 때 특정 행동이 발생할 수 있다. 특히 알츠하이머병을 가진 환자들은 대개 스트레스나 요구를 다루는 능력이 낮다.[26]

따라서 대상자의 입원 시 상태나 환자에게 신체 억제대를 사용하게 만드는 위험요소에 대한 평가를 정확하게 실시하는 것은 대상자의 안전에 중요한 영향을 미친다. 의학적 판단이나 타당도가 높은 검증된 도구를 적절히 사용하여 신체 억제대 사용의 위험이 높은 환자를 분별해 낼 수 있어야 하며, 전문가의 협조를 통해 이러한 환자를 위한 간호수행 계획이 세워져야 한다.

구체적으로 다음의 항목에 대한 평가가 이루어져야 한다.

1-1 환자의 행동을 통합적으로 평가한다.

환자가 원하는 것, 필요한 것이 무엇인지, 그리고 그 행동이 왜 일어났는지를 평가한다.

모든 행동은 의미가 있고 행동의 의미를 이해하는 것은 매우 중요하다. 환자의 행동을 평가하기 위해서는 체계적인 접근이 필요하며 행동에 대한 평가를 통해 환자의 충족되지 않은 요구를 알아낼 수 있다. 만약 의사소통이 어려운 환자라면 현재의 행동과 연관 지을 수 있는 이전의 행동방식과 환자가 선호하는 간호방법을 조사하기 위해 가능하다면 가족이나 이전에 환자를 돌보던 직원으로부터 정보를 얻을 수 있다. 환자의 행동과 요구에 대한 이해는 신체 억제대를 사용하지 않고 환자의 행동을 조절할 수 있는 중재를 선택하는 데 도움이 된다.[4,5,32,34,51,53,58,59,77-80]

다음은 억제대의 빈번한 사용과 연관이 높은 환자의 행동들이다.[33,46,62,81]

- **치료 방해 행동**

  기관절개관, 인공호흡기, 경장영양관이나 도뇨관 등을 제거하려는 시도는 신체 억제대를 적용하게 하는 가장 흔한 원인 중 하나이다.

■ **흥분/초조행동**

약물사용, 환경적 변화, 신체상태의 변화(예: 배뇨장애) 등은 환자에게 불안과 초조감을 야기할 수 있으며 환자의 이러한 행동은 자해 및 타해의 위험성을 높인다는 판단과 연결되어 신체 억제대 사용을 증가시킬 수 있다.

■ **배회/도망행동**

치매환자의 배회나 기타 환자의 도망행동은 이를 저지 및 예방하려는 의도에 의해 신체 억제대 사용이 증가된다.

■ **인지기능장애**

인지기능 손상으로 인한 환자의 판단력 장애는 행동 변화 및 치료를 방해하는 행동으로 나타날 수 있어 신체 억제대 사용의 위험을 높인다.

■ **낙상 위험**

낙상은 환자의 손상으로 이어질 수 있으므로 이를 예방하기 위하여 신체 억제대를 사용하게 된다

하지만 이러한 이유로 인한 신체 억제대의 사용은 환자의 정신행동이나 낙상의 위험을 더욱 증가시킨다.

1-2 환자의 과거력, 건강력 및 건강관리기록을 평가한다.

환자의 과거력을 조사하는 것은 과거에 일어난 사건과 이에 대한 대응, 그리고 행동양상이 현재 환자의 행동에 어떠한 영향을 미치는지 알아내는 데 중요한 자료가 된다. 환자의 현재 상태를 평가하는 것은 특정 행동과 충족되지 않은 요구의 숨겨진 원인을 알아내는 데 효과적이다. 환자가 자신의 뺨을 때리거나 소리를 지른다면 몸의 통증과 관련된 문제일 수 있으며 방광염 같은 국소감염이나 변비로 인한 불쾌감이 원인일 수도 있다. 우울증 환자는 혼돈이나 인지기능 저하 증상을 보이기도 한다.[5,32,58,82]

■ **간호력과 건강력**

환자의 간호력과 건강력을 파악하여 과거 질병경력 등을 확인한다. 환자의 연령, 인지변화(중등도 혹은 중증의 치매, 외상), 의사소통 능력(실어증), 변실금과 요실금, 낙상 경험, 증가되는 의존도, 정신상태, 정신행동증상(공격적 행동, 불안, 배회, 자신이나 타인을 해칠 위험성), 감각(시력, 청력) 저하 등을 파악한다.

■ **현재의 간호계획**

현재의 간호계획 중 환자의 안위감을 손상시킬 수 있는 계획이 있는지 확인한다. 수면, 식사, 목욕과 같은 환자의 일상을 방해하지 않도록 간호계획을 세운다.

■ **경과기록**

환자의 질환 및 증상의 경과를 확인한다. 신경계질환, 호흡기계질환, 심혈관질환, 통증, 대사, 내분비계 증상의 경과를 확인한다.

■ **의사 처방**

환자의 투약 및 처치 중 신체 억제대 사용을 유발할 수 있는 정신과 약물이나 침습적 처치 등을 확인한다. 벤조다이아제핀이나 향정신성 약물 투약, 정맥주사나 경장영양, 기계적 환기와 기관내 삽관은 억제대 사용을 유발할 수 있다.

■ **최근 진단검사**

진단검사의 결과를 통해 환자의 상태에 영향을 미칠 수 있는 요인을 확인한다. 요독성 검사, 전해질 불균형, BUN, Creatinine 등의 검사 결과 수치는 섬망과 관련 있을 수 있다.

■ **의뢰기록**

의뢰기록을 통해 환자의 건강상태에 특이한 사항이 있는지 확인한다.

■ **특정 행동의 원인이 되는 신체상태**

감염, 탈수, 심부정맥, 어지러움, 마취, 기립성 저혈압, 약물의 독성, 통증, 우울증 등은 인지기능에 영향을 미칠 수 있는 요인들이다.

■ **과거 환자의 담당 의료진이나 환자 가족과의 대화기록**

환자의 과거 행동이나 상태 중 특이사항, 특히 정신행동증상(배회, 공격적 행동 등)이 있는 환자의 경우 정신행동을 주로 일으키는 원인 및 해결할 수 있는 방법 등에 대해 확인한다.

1-3 환자의 투약력을 평가한다.

약물의 작용, 부작용, 상호작용 등이 인지기능장애, 운동장애, 낙상의 원인이 될 수 있다. 노인환자에게 잠재적으로 부적절한 약물에 대한 기준을 제시하는 Beers criteria(2012) 등을 참고하여 약물로 인한 신체적 변화 및 행동 변화 등을 확인하도록 한다.[4,5,26,58,77,79,82-84]

다음 사항은 잠재적인 약물 문제를 확인하기 위해 평가해야 할 내용이다.

■ **환자에게 적절한 용량인지 확인한다.**

연령과 체중에 맞지 않는 과다용량은 특히 노인의 경우 약물 부작용을 유발하여 인지 및 신체기능 장애의 원인이 될 수 있다.

■ **향정신성 약물, 수면제, 항불안제를 사용하는 경우에는 해당 약물이 필요한 의학적 이유를 확인하고, 만약 필요하지 않다면 적절한 용량까지 줄이거나 더 이상 투여하지 않도록 의사와 상의한다.**

노인의 경우 향정신성 약물, 수면제, 항불안제 등이 인지기능과 신체기능에 성인보다 더 많은 영향을 미치는 것으로 알려져 있다.

■ **약물의 효능과 부작용, 독성이나 치료범위에 관하여 임상검사 결과를 평가한다.**

복용하고 있는 약물이 적절한 효과를 나타내고 있는지, 그리고 독성이나 치료범위 등에 대해 정확한 임상검사 결과를 통해 확인하고 평가할 필요가 있다.

■ **복용 약물 간에 약물 상호작용 발생 가능성이 있는지 확인한다.**

현재 약물 상호작용이 나타나고 있지 않지만 추가로 나타날 수 있는 약물 상호작용을 확인한다. 예를 들면 항히스타민제와 진정제 등은 우울을 유발하며 항우울제와 이뇨제는 저혈압을 유발할 수 있다.

- 새로 처방된 약물이 있는지 확인한다.
- 약물 상호작용 문제를 확인하는 데 도움을 주거나 약물 문제에 대해 도움을 받기 위해 주치의 및 약사와 상의한다.

1-4 환자의 안전과 자가관리 능력에 영향을 줄 수 있는 신체기능을 평가한다.

안전과 자가관리 능력이 낮은 노인환자일수록 신체 억제대를 사용할 위험이 높아진다.[4,28,32,34,58,63,78,82,85-88]

환자의 행동에 영향을 미칠 수 있는 생리적 요인에 대하여 평가한다. 진정제의 복용, 통증, 전해질 불균형, 감염, 기립성 저혈압, 실신, 균형 및 기동성 장애 등이 포함될 수 있다. 예를 들어 때리거나 소리를 지르며 흥분하거나 공격적인 행동은 치매에 걸린 환자가 명확하게 의사소통을 하지 못하는 불편한 상황을 나타낼 수 있다. 요로감염이나 변비, 실금 등으로 인한 불쾌함은 혼동뿐만 아니라 신체적 불편함으로 이어질 수 있다.

- **보행**

  보행의 안정성이 떨어지는 경우 낙상을 예방하기 위해 신체 억제대를 주로 적용하게 된다.

- **기동성**

  기동할 때 안전의 문제, 특히 낙상의 문제가 없는지 확인하여야 한다.

- **목욕 기능**

  일상생활동작기능 중 가장 손상 받기 쉬운 기능이다.

- **배뇨상태**

  요실금이 있거나 도뇨관을 삽입하고 있는지 확인한다.

- **의복 입는 기능**

  스스로 옷을 입을 수 있는 기능에 문제가 있는지 확인한다.

■ **식사 기능**

식사를 스스로 하는 데 어려움이 있는지 확인한다.

1-5 환자의 인지기능 및 정신상태를 반영하는 증상을 평가한다.

환자의 인지기능과 정신상태를 타당성이 높고 신뢰할 만한 평가도구(예: MMSE-DS 등)를 사용하여 평가하고 환자의 현재 행동을 이해하며 앞으로의 행동 양상의 변화를 예측한다.[4,5,28,32,53,63,83,89]

■ **지남력(사람, 장소, 시간)**

지남력은 인지기능을 사정하는 가장 기본적인 자료이다.

■ **의사소통능력**

의사소통을 통해 환자는 자신의 심리상태를 확인한다.

■ **단기기억력**

알고 있거나 배운 것(예: 비행기, 연필, 소나무 등)을 5분 후에도 동일하게 기억하는 능력을 말한다.

■ **상대방에게 자신의 의사를 이해시키는 능력**

환자와 일상적으로 상호작용하면서 환자가 적절하게 자신의 의사를 표현하여 상대방에게 잘 이해시킬 수 있는지를 평가한다.

■ **주의력(한 가지 행동에 지속적으로 집중할 수 있는 능력)**

주의력은 숫자 계산을 통해 확인할 수 있다.

■ **말하는 능력(생각을 표현하기 위해 적절한 언어 사용)**

언어표현능력을 검사하기 위해 물건 이름 맞추기(예: 시계, 연필 등)를 할 수 있다.

■ **판단력(상황을 인지하고 적절한 반응을 나타내는 능력)**

예를 들면 “옷은 왜 세탁해서 입습니까?”와 같은 질문을 통해 대상자의 적절한 응답을 평가한다.

1-6 환자의 심리 및 정서상태를 평가한다.

환자의 심리 및 정서상태는 환자의 행동에 영향을 미칠 수 있으며 다음과 같은 요소에 대해 평가한다.[32,34,53,58,63,82]

- **과거 정신병력**

  과거 정신과 질환, 특히 우울이나 불안장애 등이 있었는지를 확인함으로써 환자의 행동양상을 확인한다.

- **물질남용 여부**

  환자의 행동양상에 영향을 미칠 수 있는 마약 등 금지약물의 남용 및 오용을 확인한다.

- **지지체계**

  환자의 심리적 안정을 도울 수 있는 지지체계의 존재와 역할에 대해 평가한다.

- **대처전략**

  환자가 심리적으로 불안정하고 문제가 있을 때 주로 사용하는 대처전략 중 특히 효과가 있는 대처전략을 확인하여 이를 환자가 불안하거나 우울할 때 활용하도록 한다.

- **최근 스트레스 사건**

  최근 환자의 심리상태에 주된 영향을 미칠 가능성이 있는 일들을 중심으로 확인한다.

- **정서적 상태(두려움, 불안, 후회, 우울, 애도반응 등)**

  행동은 대상자의 심리 및 정서의 표출일 수 있으므로 행동의 원인 파악을 위해 사정되어야 한다.

- **의사소통 능력**

  뇌졸중이나 섬망은 의사소통 능력에 영향을 미칠 수 있으며, 외국인 환자는 다른 언어로 인해 의사소통이 어려울 수 있다.

■ **충동성**

폭력 위험성, 자신이나 타인을 해칠 위험성이 있는지 확인한다.

■ **물질 남용**

병원에 입원하기 전의 약물, 알코올, 니코틴 등을 포함하는 물질 남용 유무를 확인한다.

■ **외상 후 스트레스 장애**

외상 후 스트레스 장애가 있는지, 외상 후 스트레스 장애가 더 악화되고 있는지 확인한다.

1-7 환경적인 요소를 평가한다.

환자의 행동에 영향을 미칠 수 있는 환경 요인에 대해 다음을 조사한다.[27,30,34,63,88,90,91] 환경적인 요소들로 인해 환자의 심리적, 신체적 안정을 저해하는 경우가 많으므로 어떠한 환경적 요인으로 인해 환자의 행동변화가 유발되는지 평가할 필요가 있다.

■ **소음**

소음으로 인해 환자의 수면이 박탈당하거나 정서적 불안정을 유발하여 급성 섬망 등의 인지장애가 발생할 수 있다.

■ **조명**

너무 어둡거나 밝은 조명의 경우 환자의 보행에 영향을 미쳐 낙상사고 등을 유발할 수 있다. 화장실이나 욕실에는 항상 작은 등을 켜 두도록 한다.

■ **바닥 표면**

바닥이 미끄러워 낙상이 유발되는 경우가 많으므로 욕실과 화장실 바닥에 특히 주의를 기울이고, 불필요한 물건들이 바닥에 놓여 있지 않도록 한다.

■ **기계 및 설비와 관련된 손상 위험**

가구와 기구의 배치가 환자의 동선에 장애가 되지 않도록 한다.

- **사생활과 사회활동의 공간**

  대상자의 사생활을 유지하는 동시에 사회적인 활동을 할 수 있는 공간이 충분히 마련되어 있는지 확인하도록 한다. 사생활의 부족이나 사회생활의 부족으로 인한 고립감, 소외감 등은 대상자의 인지 및 정서 기능에 영향을 미칠 수 있다.

- **의복**

  대상자의 의복이 너무 조이거나 큰 경우, 대상자의 활동에 저해가 되거나 걸려 넘어질 위험이 있다.

- **침대 매트리스**

  침대 매트리스가 너무 딱딱한 경우는 침상에서의 편안함에 방해가 될 수 있으므로 확인한다.

- **실내의 온도 및 습도**

  너무 춥거나 덥고 다습한 환경은 환자의 정서를 불안정하게 할 수 있다.

- **침대의 적절함과 안전성**

  침대의 높이 등이 환자가 이동하는 데 장애가 없는지 확인한다.

- **의료장비의 필요성**

  환자에게 필요한 의료장비 외에 불필요한 의료장비는 줄이도록 한다.

- **장비 및 가구**

  수액걸이, 이동식 변기, 침상 의자, 침상 테이블 등의 안전에 문제가 없는지 확인한다.

앞의 평가사항을 통해 환자의 행동 원인을 파악하고 신체적, 생리적, 환경적, 심리적 요인과 관련하여 환자의 행동을 주의 깊게 분석하여 환자의 행동 양상을 이해하는 것이 중요하다. 평소에 환자가 어떻게 의사소통하는지에 대해서 가족이나 이전에 환자를 돌보던 직원 등 환자를 잘 아는 사람으로부터 정보를 얻는 것이 중요하다.

환자의 행동은 신체적 스트레스(배고픔, 통증, 배설욕구, 수면장애와 관련된 피로)로 인한 반응일 수도 있고, 생리적 변화(급성 신체적 · 사회적 · 심리적 질환)로 인한 것일 수도 있다. 또는 환경적 스트레스(과다자극, 자극 결핍, 간호제공자나 일과의 변화) 때문일 수도 있고 환자가 과도한 요구(간호제공자나 가족이 제공하는 것보다 너무 높은 기대치)를 하기 때문일 수도 있다. 의식 상태를 변화시키는 약물을 투여받은 환자의 경우 자신의 행동이 불러올 위험을 인지하지 못하거나, 잠재적인 인지장애로 급성 혼돈에 빠질 수도 있다.

이러한 환자의 취약성을 인지함으로써 인지장애의 원인을 조기 발견하거나 교정할 수 있다. 치료 가능하고 가역적인 변화(감염, 탈수, 감각결손)를 살피고 환자의 상태를 호전시킬 수 있다면 즉각적으로 이를 위한 중재를 시행할 수 있어야 한다.

신체 억제대 사용 감소를 위한 대안적 활동

행동의 근본적인 원인을 제거하거나 행동을 관리하기 위해 신체 억제대에 대한 대안을 적극 이용하고 개별화된 중재를 적용하여야 한다. 개별화된 간호계획을 세워나가기 위해서는 환자의 안전에 위협이 되는 행동과 관련 요인들을 고려한다. 예를 들어 도움을 요청하지 않고 침대에서 내려오려다 낙상한 환자는 신체 억제대를 사용하게 되는 경우가 많다. 이러한 경우 환자가 침대에서 내려오려고 했던 이유를 먼저 이해하는 것이 환자에게 필요한 개별화된 중재로 이어질 수 있다. 예를 들어 뭔가 해결되지 않은 궁금증을 가진 환자나 기억력장애를 가진 환자 혹은 배변 문제 때문에 자주 화장실에 가고 싶어 하는 환자는 쉽게 도움을 요청할 수 있는 방법을 제공하거나 규칙적으로 화장실에 갈 수 있도록 도와주고 모니터링을 증가시킨다.

환자의 행동과 관련된 위험은 환자에게 필요한 잠재적인 중재를 결정하기 위한 중요한 요인이다.[69,92] 적절한 중재는 특정 위험 행동을 다루기 위해 반드시 도입해야 하고 다음을 포함해야 한다.

- 행동의 근본적인 원인 제거
- 사고나 부상 방지를 위한 행동 관리
- 개인의 행동과 능력에 근거한 환경 변화
- 중재 효과 평가

만약 중재가 효과가 없다면 환자의 필요를 충족시키기 위해 환자에게 추가적인 중재를 시도하고 그 효과를 평가해야 한다.

2	신체 억제대 사용을 줄이기 위해 환자와 치료적 관계를 유지한다.	근거수준	권고등급
		3	D

환자와 직원 간의 치료적 관계를 통해 신뢰가 증가하면 환자의 감정이나 생각, 행동을 이해하게 되어 더욱 효과적인 치료적 의사소통이 일어난다. 따라서 신체 억제대를 사용하지 않고도 대안적 접근을 통해 환자의 공격적이고 불안정한 행동을 제한하는 데 도움이 된다.

2-1 환자에 대해 공감하고 존중하며 신뢰관계를 이루도록 한다.

환자와 직원 사이에 치료적 관계를 형성하면 환자의 공격적인 행동이 감소된다. 환자와 신뢰관계가 이루어지면, 환자는 치료적 의사소통을 수용적으로 받아들이고 차분해진다.

2-2 환자를 고유한 인격체로 관찰하여 환자의 행동변화를 가져오는 환경이나 요인을 확인하고 환자의 특성에 맞는 대처방안을 마련한다.

직원은 환자의 행동변화를 감소시키거나 막기 위하여 환자의 필요를 이해할 수 있도록 중재 계획을 세워야 한다. 대처방안을 마련하기 위해 환자의 성격, 신체적 상태, 생활기능, 환경요소를 철저하게 평가해야 한다.

3	신체 억제대 사용을 최소화하기 위한 대안에 초점을 두고 환자 개인의 상황에 적합한 개별화된 중재를 제공한다.	근거수준	권고등급
		2++	B

신체 억제대 사용 전에 신체 억제대를 사용하려는 이유와 대안적 중재법이 없는지 우선적으로 확인하여야 한다.[28,58]

- **환자의 과거력을 충분히 평가하여 현재 나타난 환자 행동의 원인을 확인한다.**

- **원인별로 적절한 중재를 실시하여 신체 억제대 사용을 최대한 줄이고 가능하다면 사용하지 않도록 한다.**

  만약 환자의 행동이 신체적인 스트레스, 통증, 투약, 요실금, 수액 투여에 대한 반응이라면 환자를 안심시키는 것이 중요하다. 만약 소음이 불안 행동의 원인이라면 소음을 줄이거나 방음 장치로 소음을 완화할 수 있고 너무 강한 외부자극이 원인이라면 이러한 자극을 제거한 환경을 조성해준다. 환자가 피로를 느끼면 수면을 방해하지 않거나 수면을 돕는 약물을 줄 수 있다. 그러나 과다한 향정신성 약물은 수면양상을 변화시킴에 주의해야 한다. 베타차단제(Beta blocker)는 악몽, 이뇨제는 야뇨를 유발할 수 있으므로 이러한 약제들이 수면장애와 연관 있는지 확인한다. 직원은 환자의 에너지 수준을 사정하고 적절한 휴식 시간을 계획해야 한다. 환자의 투약을 검토하는 것 또한 중요하다. 만약 약물효과나 상호작용이 환자행동의 일차적인 원인은 아니라 하더라도 영향요인일 가능성이 있다.

3-1 필요한 경우 일대일 간호를 제공하고 지속적으로 관찰한다.

환자가 도움이 필요할 때 즉각적인 도움을 받을 수 있도록 하고 환자에 대한 관찰을 증가시킨다. 낙상의 위험이 높거나, 의료기구를 제거할 위험이 있는 환자에게는 일대일 관찰과 돌봄을 제공하는 것을 신체 억제대 사용의 대안법으로 활용할 수 있다.[5,25,32,63,78-80,85,86,88,90,93-97]

- **환자가 일대일 관리를 필요로 하는지 결정한다.**

  환자에게 적용된 의료기구를 제거할 위험이 있는 경우 일대일 관찰과 돌봄이 가능한지, 혹은 가족이나 다른 보호자의 협조가 가능한지를 확인해 보아야 한다. 공동간병의 경우 간병비율을 재검토하여 집중간호를 할 수 있도록 한다.

- **일대일 간병과 지속적 관찰이 필요하다면 간병인, 가족, 친구, 자원봉사자 등의 보조인력이 이를 분담할 수 있다.**

  보조인력의 투입 정도는 환자 상태에 따라 적절히 이루어져야 한다.

- 수시로 환자를 관찰하고 기록한다.
- 간호사실 가까운 곳에 환자를 위치시킨다.
- 환자 곁에서 계속 간호를 제공하고 지속적으로 관찰한다.

■ **가족, 친구, 자원봉사자에게 환자행동을 관리하기 위한 적절한 중재를 교육한다.**

■ **낙상, 치매, 튜브나 카테터를 잡아 빼는 것, 상처를 긁는 것 등의 억제대 위험요인을 가진 환자에게는 주의를 기울인다.**

인지장애나 혼돈상태에 있는 환자의 경우 더욱 주의 깊은 관찰이 필요하다.

■ **24시간 동안 계속적인 관찰을 하기 위해 치매나 섬망 환자가 함께 사용하는 병실을 제공할 수도 있다.**

3-2 가능한 범위 내에서 가족을 돌봄에 참여시킨다.

가족 구성원은 환자행동의 의미를 이해하는 데 필요한 지식을 가지고 있을 수 있으므로 이를 확인하고 환자 간호 참여에 대한 가족의 의지를 검토한다. 환자의 안전을 증진하기 위해 수행된 간호중재가 환자에게 불편감을 주는지 가족이 알려줄 수도 있다. 따라서 가족 구성원에게 이러한 사실들을 알려주고 그들이 할 수 있는 역할을 마련해 준다.[32,73,80,87,88,95,98,99]

3-3 환자의 안위를 저해하는 치료는 방법을 바꾸거나 중단한다.

환자의 안위를 저해하는 의료 기구는 가능한 한 빠른 시간 내에 제거할 수 있도록 노력한다. 불편감을 주는 장치나 도구는 환자의 눈에 띄지 않도록 감추거나 다른 방법으로 대치시켜 치료도구가 환자에 의해 제거되는 것을 예방하고 불필요한 처치나 장치는 가능한 한 빨리 제거한다.[34,69,77,78,85,87,88,90,100]

■ **처치에 대해 환자가 지각하는 불편감을 평가하고 환자가 가장 덜 불편하게 생각하는 처치를 적용한다.**

■ **환자의 통증을 사정하고 효과적으로 관리한다.**

목욕, 이동, 처치, 수술과 같이 통증을 유발할 수 있는 행위는 사전에 진통제를 투여하는 등 발생 가능한 통증을 예측하고 적극적으로 관리한다.

■ **상처부위는 두껍게 드레싱하고 복대를 사용한다.**

■ **모든 처치에 대해 환자와 가족에게 먼저 설명하도록 한다.**

치료를 위한 삽관에 대한 두려움을 감소시키기 위해 시술 전에 시술 목적과 방법을 설명한다.

■ **각종 라인과 삽관으로 인한 불편감을 완화시키고 가능한 한 제거한다.**

- 영양공급을 위한 정맥주사나 경장영양 대신 가능하다면 경구영양을 하도록 한다.
- 정맥주사 용액 백이나 병을 환자의 시야가 미치지 않는 곳에 배치한다.
- 가능하면 정맥주사 대신 근육주사를 이용한다.
- 정맥주사 카테터 부위는 스타키넷(stockinet)을 이용하여 보호한다.
- 요도관으로 인한 불편감을 완화시키고 가능하다면 제거하도록 한다. 남성의 경우 카테터 반창고를 다리에 고정하지 않고 반드시 치골 부위에 고정하며, 환자복 바지를 입혀 환자에게 라인이 보이지 않게 관리한다.
- 인공호흡을 하는 환자의 경우 기계적 환기와 기관 삽관의 기간을 줄이기 위해 자가호흡을 할 수 있도록 weaning을 촉진한다.
- 위루관(gastrostomy tube)은 패드를 대고 복대를 적용한다.
- 지남력이 있는 환자는 스스로 거울을 통해 카테터나 관을 인지하게 한다.
- 환자를 자주 사정하고 침습적인 치료는 가능한 한 빨리 끝낸다.
- 텔레비전을 보게 하거나 잡고 있을 무언가를 주어서 환자의 주의를 분산시킨다.
- 환자가 관이나 장비를 익숙하게 느끼도록 지도한다.

팔꿈치 보호대

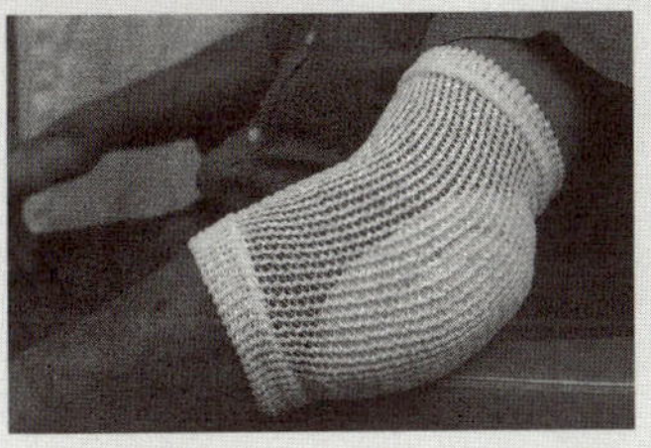

스타키넷 등을 사용하여 정맥라인을 눈에 띄지 않게 하고 보호할 수 있다.

활동 앞치마

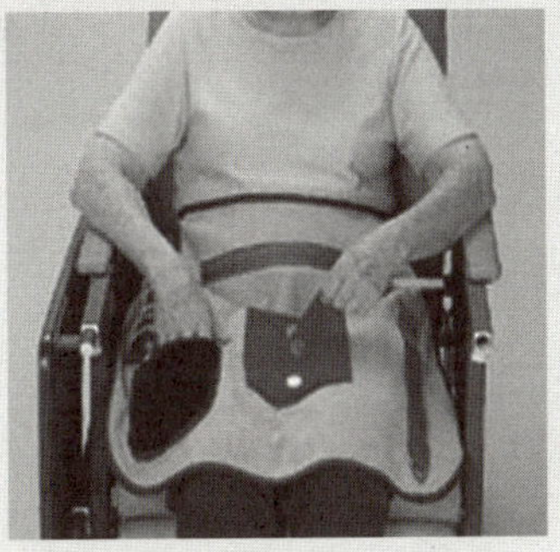

환자에게 시각적, 촉각적 자극을 줄 수 있는 활동앞치마 등을 활용하여 환자의 주위를 전환시킨다. 앞치마에 있는 지퍼와 단추를 사용하도록 하여 소근육 운동을 증진시켜 준다.

부목

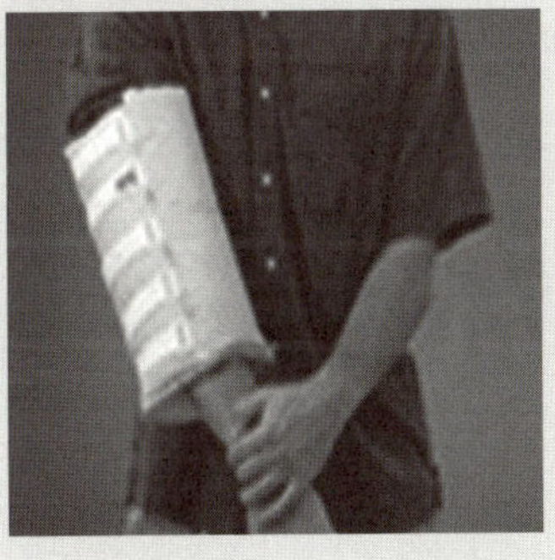

팔 부위의 처치를 가리되 팔의 전체적 움직임을 덜 제한한다.

벙어리 장갑

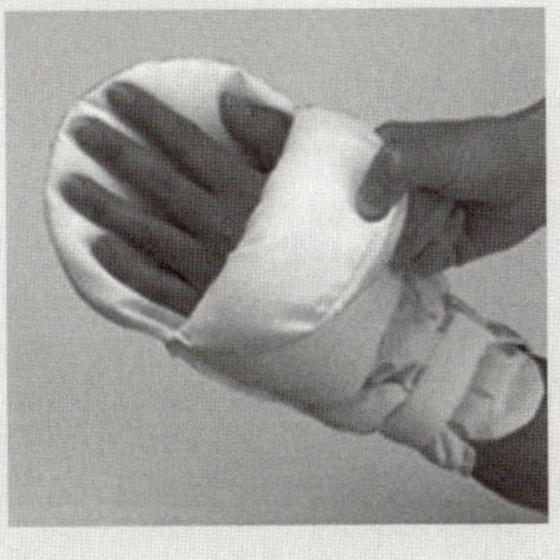

끈으로 틀에 묶지 않고 장갑만을 사용하되, 두 개의 패드를 덧붙여서 안정성과 편안함을 주며, 순환 상태를 쉽게 확인할 수 있다.

3-4 적절한 보조기구의 사용을 통해 안전을 증진시킨다.

- 가능하면 바닥에 매트리스를 깔거나 환자 침대 옆에 보호자 침대를 놓는다.
- 환자가 쉽고 편하게 이용할 수 있는 범위 내에 침상 테이블을 둔다.
- 돋보기, 보청기 등을 필요 시 적절히 제공한다.
- 침대 주변에 이동용 바, 좌립 유지기구, 바닥판이 4개인 침대 등을 설치해 앉거나 이동이 편리하게 한다.

  사이드 레일에서는 틈에 끼이는 사고가 일어나지 않도록 주의해야 한다.

바닥 매트리스

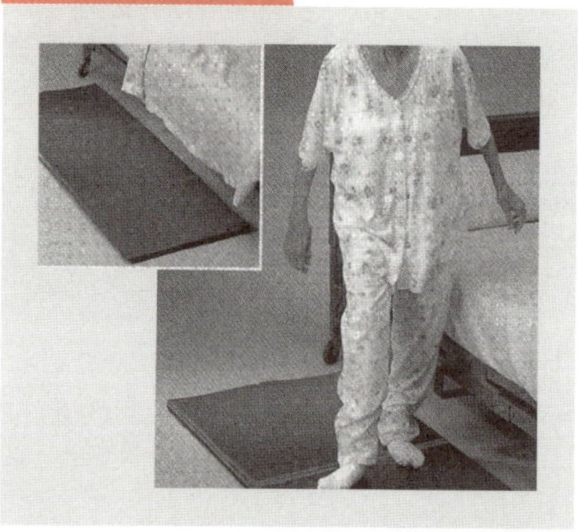

이동용 바

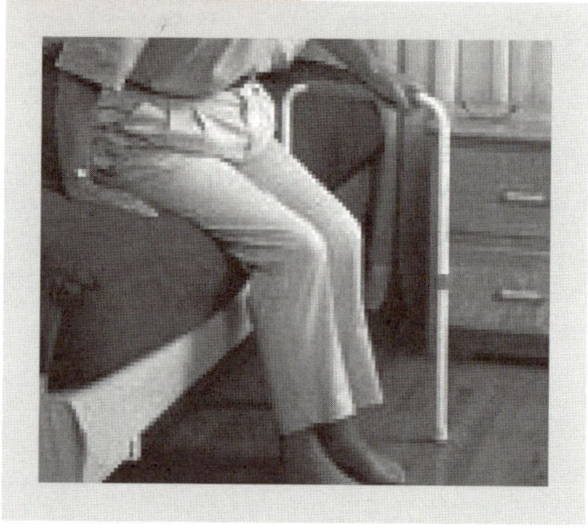

좌립 유지기구

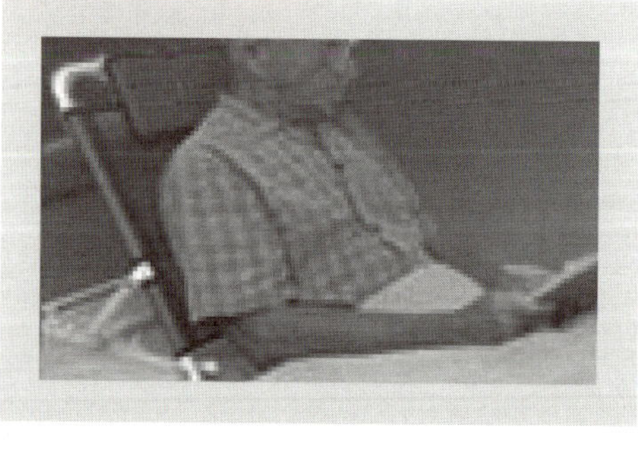

바닥판이 4개인 침대

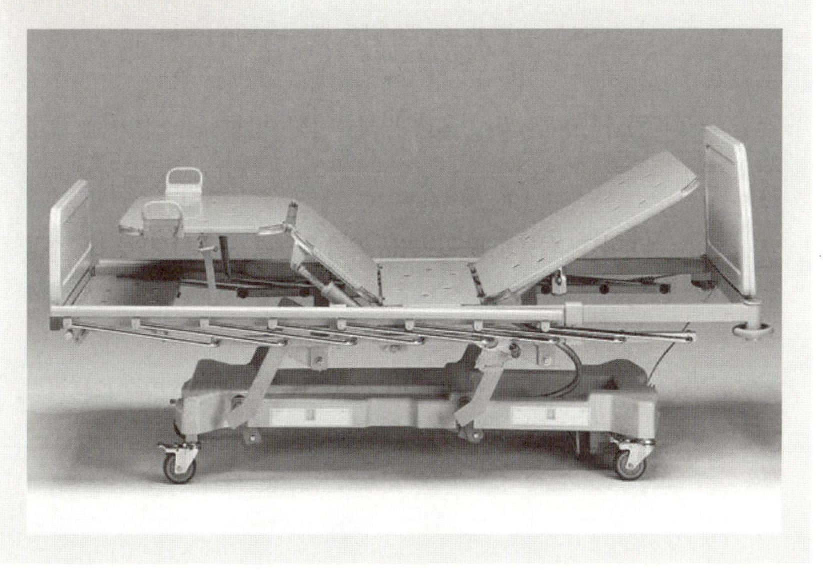

■ **침대의 높이 등은 환자의 안위와 안전을 향상시킬 수 있도록 조절한다. 침대 높이는 환자의 발바닥이 지면에 충분히 닿아 몸을 앞으로 굽힐 수 있는 정도가 적당하다.**

신체균형은 불안정하나 사지의 기능이 좋은 환자의 경우에는 이동용 바처럼 앞 쪽에 잡을 것이 있으면 안정된 자세를 취할 수 있다. 양팔의 근력이 약할 경우에는 안정성이 확보된 탁자를 설치해 팔꿈치를 올려 놓으면 좋다. 신체 기능 장애가 심한 경우에는 앉은 자세를 유지할 수 있는 기구를 사용해 훈련해야 한다. 이러한 환자의 경우 가급적 이동용 바를 갖추도록 하고 아울러 앉은 자세에서도 환자의 평형성에 문제가 없는지 조사한다. 낙상방지를 위해 침대를 사용할 수 있으나 낮은 침대는 일어설 때 부담감이 느껴질 수 있다. 높은 자리에서 일어나는 것은 무릎에 부담이 가는 시간이 짧아 편하게 느끼므로 일어날 때 스스로 높이를 조절할 수 있는 방법을 고안하는 것이 좋은 방법 중 하나이다. 매트리스의 폭이 넓으면 침대 위에서 자유롭게 움직일 수 있고 폭이 좁을 경우는 자유롭게 움직이는 것이 불가능하므로 체위를 변경하는 간호가 필요하다.

■ **필요하면 휴대용 변기, 변기장착 침대 등을 설치하여 배변이 용이하게 한다.**

휴대용 변기는 변좌의 높이를 조정할 수 있고, 일어설 때 충분히 발밑 공간이 확보되며, 장시간 앉은 자세를 취해도 불편하지 않도록 변좌에 쿠션을 설치하고 청결 확보를 위해 손질이 간단한 것을 준비하도록 한다.

■ **식탁 및 탁자**

식탁의 높이는 팔을 걸칠 수 있는 높이 이하가 아니면 식사가 불편할 수 있다. 가능한 식사는 침상이나 휠체어에서 하지 않고 식사 전용 공간에서 하도록 한다. 탁자와 의자 높이는 환자의 체형에 맞도록 한다.

■ **휠체어**

휠체어 억제의 주된 원인으로 미끄러짐, 무리하게 일어서기, 낙상의 우려, 장시간 휠체어 사용을 들 수 있다. 환자가 편안하게 휠체어에 앉을 수 있도록 의자 폭, 시트 깊이, 팔걸이 높이 등을 고려한다. 모듈 타입의 휠체어는 본인의 신체 기능에 맞출 수 있는 기능이 있다. 휠체어를 장시간 이용할 경우 좌석부분의 미끄러짐을 방지하기 위하여 좌석 깊이를 조정하고, 발걸이보다는 발 받침대를 대어주며 가슴에 안을 수 있는 베개를 이용하도록 한다.

■ **엉덩이 보호대**

엉덩이 보호대는 대퇴부 골절 위험을 저하시키고 지팡이는 보행 시 신체 균형 기능을 향상시킨다.

휠체어 패드

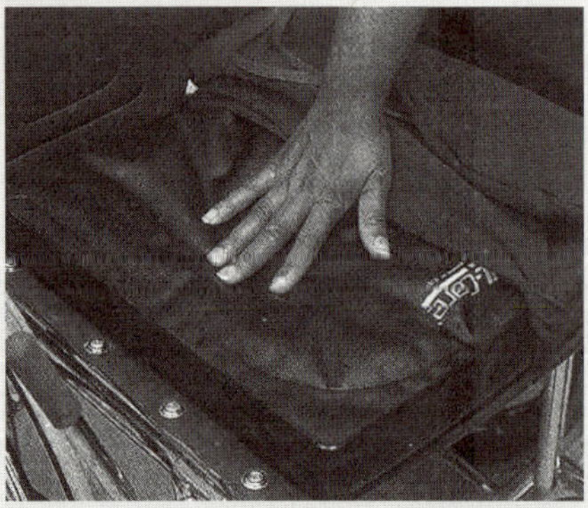

엉덩이 보호대

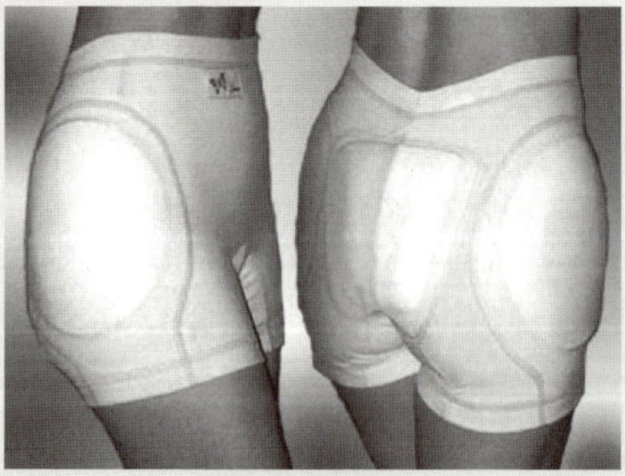

출처: http://www.win-health.com

3-5 주변 환경을 변화시킨다.

환경으로 인한 자극이 환자의 불안 행동과 불편감을 증가시킬 수 있으므로 최대한 안위를 증진시키는 환경을 조성하도록 한다.[5,22,32,78-80,86-88,90,99,101,102]

- **잡동사니 물건, 엎질러진 물, 위험한 장비 등을 제거한다.**
- **간호사 호출벨은 환자나 간병사가 접근할 수 있는 거리에 위치하도록 하여 벨이 울리면 빨리 대응하도록 한다.**

  보호관찰을 지원하기 위해 환자가 침대에서 내려올 때 센서를 통해 알려줄 수 있는 시스템을 사용할 수도 있다.

침상 알람

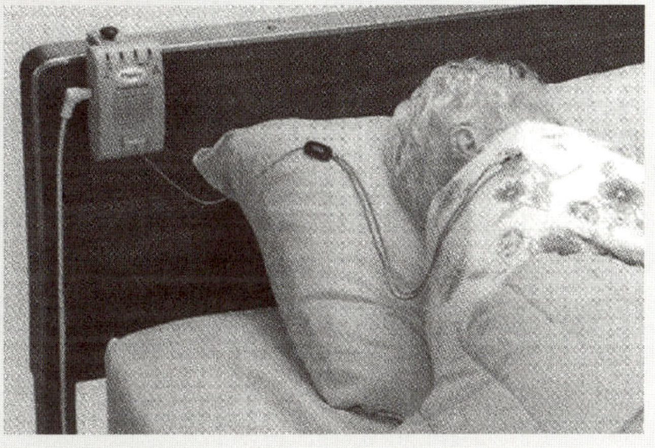

- **일상생활에 필요한 물건들은 손이 닿는 곳에 둔다.**
- **환자에게 편안하고 적절한 조명을 제공한다.**
- **필요 시 환자를 간호사실 가까이 위치하게 하여 주의 깊게 관찰한다.**

  단, 간호사실이 환자의 흥분이나 혼돈을 일으키지 않는 경우에만 적용한다.

- 환자 자신이나 타인을 위협하는 행동을 야기하는 불필요한 소음이나 번쩍이는 빛과 같은 과도한 환경자극을 자제한다.
- 환자의 수면, 식사, 목욕, 대응 양상에 알맞은 적절한 간호계획을 세운다.
- 일관성 있게 간호제공자를 배치하고 환자와 상호작용하는 사람들의 수를 제한한다.

3-6 현실적응훈련과 사회적 · 심리적 중재를 제공하여 편안함을 높인다.

노인의 경우 익숙하지 않은 환경에 대한 적응능력이 떨어져 있어 낯선 환경일수록 혼돈과 불안감을 야기하게 된다.[5,103,104]
다음은 이를 관리하기 위한 방법이다.[34,59,69,73,77,81,87,88,95,97]

- 직원 및 간호사와 환자와의 교류를 증진시킨다.
- 자원봉사자, 친구, 가족과의 교류도 증진시킨다.
- 적극적인 경청을 통해 환자의 감정, 걱정, 두려움을 표현하도록 한다.
- 대화를 통해 바람직한 행동을 재정립한다.
- 환자의 불안을 감소시키기 위하여 간호행위에 대해 자세히 설명한다.
- 현실감을 증진시킬 수 있는 도구를 제공한다(예: 라디오, 일력, 시계 등).
- 치료적 접촉, 마사지, 미온수 목욕, 따뜻한 음료수, 아로마 요법 등의 이완요법을 적용한다.
- 환자에게 친숙한 물품으로 마음의 안정을 도모한다(예: 익숙한 베개, 침구 등).
- 가급적 같은 직원을 환자에게 배정하고 환자의 방에 들어갈 때 항상 자신을 소개하여 환자를 환경에 적응시킨다.

3-7 환자의 주의를 전환시키기 위한 중재를 한다.

레크리에이션, 운동, 일상생활활동, 물리치료, 작업치료, 개별화된 음악요법, 원예요법, 미술요법 등이 도움이 된다. 텔레비전을 보거나 음악을 듣거나 뜨개질을 하거나, 무언가를 만들거나 적절한 운동을 하는 등 환자를 바쁘게 유지시키는 활동이 포함된다.[5,81,85,87,88,93,101,105,106]

환자에게 제공된 대안적 중재는 기록지에 반드시 기록하도록 한다(부록 1. 신체 억제대 대안적 중재 기록지). 위에서 열거한 환자에게 적용할 수 있는 대안적 중재를 신체적, 심리적, 환경적 요소에 따라 정리하면 다음과 같다.

대안적 중재	
신체적	• 걷기나 운동 참여 독려 • 기울기 조절이 가능한 의자 • 미끄럼 방지 양말이나 신발 • 규칙적인 배뇨/배변 훈련 • 무릎/팔꿈치/골반 보호대 • 일과시간(수면, 휴식 등) 재배치 • 환자의 운동기능 측정 • 감각/행동에 영향을 미치는 약 확인하고 줄이기 • 적절한 보조기구(휠체어, 보행기) 사용 • 물리치료사/작업치료사에게 의뢰
심리적	• 주변환경에 대한 오리엔테이션 • 환자를 자주 관찰 • 호출벨 가까이 배치/신속 응대 • 모든 처치 전에 자세히 설명 • 통증 평가 및 치료 • 환자의 요구를 이해하기 위해 대화하기 • 일대일 간호 • 환자의 주의를 전환할 수 있는 활동 • 환자와 가까운 사람이 환자의 곁에서 지키게 함

환경적	• 야간 조명 • 실내 온도 조정 • 낮은 침대/매트리스 • 침대/의자 알람 • 그림, 사진 등을 이용해 방 표시 • 간호사실 가까이로 재배치 • 시각적 신호 사용(멈춤 표시, 큰 시계) • 바닥 확인 및 정리 • 침대 난간 안전 확인 • 의자에 미끄럼 방지 패드 사용 • 침대 모서리 등 패드 대기

		근거수준	권고등급
4	신체 억제대 사용을 줄이기 위해 복합적 중재를 포괄적으로 사용한다.	1+	A

단일화된 방법이 아니라 환자의 개별적 요구에 맞게 여러 가지 중재방법을 복합적으로 고려할 수 있다.[5,105,107]

4-1	각각의 상황과 문제에 적합한 다양한 중재들을 복합적으로 활용한다.

낙상예방, 치료기구를 제거하려고 하는 환자, 섬망이 있는 환자들에게 적합한 중재들을 함께 활용한다.

신체 억제대 대안으로서의 복합적 중재 목록[108]

1. 낙상 고위험	2. 흥분
• 투약 재검토 • 규칙적으로 화장실 가기(매 2시간 등) • 사지 운동 • 정기적 체위 변화(매 2시간) • 통증 경감/안위 증진 • 일상생활수행 범위 증가 • 개인의 요구에 맞춘 일상시간표 • 배고픔, 통증, 추위, 더위 사정 • 타인과 교류 증가 • 짧고 이해하기 쉬운 언어 사용 • 호출벨 사용법 교육 • 기분전환요법 (음악, 퍼즐, 카드, 간식 등) • 계획된 낮잠 • 정돈된 환경 • 야간조명 사용 • 헬멧 등 보호대	• 정기적 운동 • 체위 변화(매 2시간) • 투약 재검토 • 통증 경감/안위 증진 • 배고픔, 통증, 추위, 더위 사정 • 사회활동 범위 증가 • 짧고 이해하기 쉬운 언어 사용 • 조용하고 어두운 환경 • 부드러운 터치 • 과거 효과적이었던 대처법 확인 및 시도 • 기분전환요법 (음악, 퍼즐, 카드, 간식 등) • 계획된 낮잠 • 정돈된 환경

3. 배회	4. 몸에 달린 튜브를 빼려 할 때
• 배고픔, 통증, 추위, 더위 사정 • (사고 방지를 위한) 2인 1조 교대방법 • 사물/장소에 이름표 붙이기(화장실 문 등) • 짧고 이해하기 쉬운 언어 사용 • 기분전환요법 (음악, 퍼즐, 간식 등) • 타인과 교류 증가 • 바닥에 안내선 표시 • 가족을 치료에 참여시킴 • 정돈된 환경 • 야간조명 사용 • 안경, 보청기, 보행기 쉽게 사용할 수 있게 • 간호사실에 가까운 방에 배정	• 통증 경감/안위 증진 • 타인과 교류 증가 • 호출벨 사용법 교육 • 자극을 주거나 주위를 전환시킴 (활동 앞치마 등) • 부드러운 터치 • 치료 절차 설명 • 정맥주사는 가능한 한 단기간 사용 • 가족을 치료에 참여시킴 • 팔 부목, 스타키넷 사용

<table>
<tr><th colspan="2">신체 억제대 대안으로서의 복합적 중재 목록[108] (계속)</th></tr>
<tr><th>5. 공격성</th><th>6. 의자에서 미끄러짐</th></tr>
<tr><td>• 투약 재검토
• 통증 완화/안위 증진
• 평상시 공격행동 대처방법의 효과 여부 평가
• 배고픔, 통증, 추위, 더위 사정
• 조용하고 어두운 환경
• 부드러운 음악
• 사회활동 증가 또는 감소
• 가족을 치료에 참여시킴</td><td>• 물리치료사나 작업치료사에게 의뢰
• 정기적 체위 변경(매2시간)
• 호출벨 사용법 교육
• 통증 완화/안위 증진
• 기울기 조정 가능한 휠체어 사용
• 미끄럼 방지 쿠션</td></tr>
<tr><th>7. 인지장애(치매)</th><th>8. 급성 혼동(섬망)</th></tr>
<tr><td>• 규칙적으로 화장실 가기
• 배고픔, 통증, 추위, 더위 사정
• 사물/장소에 이름표 붙이기(화장실 문 등)
• 짧고 이해하기 쉬운 언어 사용
• 부드러운 터치
• 회상요법
• 계획된 낮잠
• 알람 사용(침대, 의자, 문)
• 정돈된 환경
• 야간조명 사용
• 안경, 보청기, 보행기 쉽게 사용할 수 있게</td><td>• 투약 재검토
• 정밀검사 시행
• 안경, 보청기, 보행기 쉽게 사용할 수 있게
• 규칙적으로 화장실 가기
• 사물/장소에 이름표 붙이기(화장실 문 등)
• 간단한 언어 사용
• 부드러운 터치
• 평상시 공격행동 대처방법의 효과 여부 평가
• 계획된 낮잠
• 야간조명 사용</td></tr>
</table>

4-2 행동관리 프로그램을 활용한다.

환자의 정신행동이나 요구를 파악하고 이에 대해 적절히 대응하는 방법을 표준화하여 실무에 활용한다. 예를 들어 배회와 같은 정신행동증상을 보이는 환자들을 모아 그룹을 형성하여 걷기운동을 규칙적으로 실시하는 등의 프로그램을 적용한다.

4-3 의사결정 알고리즘을 활용한다.

알고리즘은 다양한 중재방법이 어떠한 상황에 어떠한 순서로 배열되어야 하는지를 알려준다(알고리즘 참고).

4-4 전문간호사나 신체 억제대 관련 전문가와 상담한다.

노인전문간호사나 신체 억제대 관련 전문가들은 신체 억제대와 관련된 어려운 의사결정을 도울 수 있는 중요한 자원이 될 수 있다.

대안적 중재 적용 사례 I

뇌졸중과 혈관성 치매로 노인요양병원에 입원한 82세 여성 환자는 일상생활수행능력이 매우 저하된 환자로 침상에서 이동 시 타인의 도움을 받고 있다. 연하장애로 인하여 경장영양을 하고 있으며 대소변 조절이 불가능하여 기저귀를 착용하고 있다.

환자가 비위관을 무척 불편해하여 간호사가 그 필요성을 설명하였으나 순간 순간의 불편함을 견디지 못하여 지난 3주 동안 3회에 걸쳐 스스로 비위관을 뺀 상태이다. 또한 기저귀속으로 손을 넣어서 대변을 만지거나 평소에도 기저귀를 뜯는 행위가 자주 목격되었다.

치매로 인하여 환자는 의사결정능력이 저하되어 있으므로 주 보호자인 아들과 함께 이 상황에 대하여 논의하였다. 경관의 재삽입으로 환자의 코 주변 피부 손상과 경관 삽입 시의 고통스러움을 아들이 목격하였다. 아들은 대변을 만지거나 수시로 기저귀를 뜯는 어머니를 보면서 많은 걱정을 하였다.

의료진은 아들과 충분히 논의하였으며 그 결과 아들은 움직임이 정상적인 오른손에 손장갑 억제대를 적용하는 데에 동의하였다.

오른손에 손장갑 억제대를 적용한 환자는 손장갑을 낀 손으로 사이드레일을 치거나 침대를 치는 등 답답함을 호소하였다. 간호사가 두 시간 간격으로 억제대를 풀고 부작용 예방활동을 하고 있으나 환자는 장갑을 낀 손으로 간호사를 치는 등 거친 행동을 보였다.

의료진은 환자에게서 장갑 억제대를 제거할 수 있는 대안을 찾기 위해 고민하였다.

환자를 위한 억제대 대안

- 하루 1회 이상 거울을 보며 환자에게 경관영양의 필요성, 환자가 이를 제거할 때 발생하는 문제 등을 설명하고 관을 만져 보게 하여 비위관의 존재를 인식하게 한다.
- 환자의 건강한 손에 좋아하는 물건을 쥐어 주고 만지게 한다.
- 비위관이 환자의 움직임에 의해 당겨지지 않게 하며 비위관 삽입부위를 점검하여 통증 유무를 확인한다.
- 비위관의 고정 위치는 환자의 머리 위쪽으로 하여 환자의 시야에서 벗어나게 한다.
- 의료적 관점에서 경구영양이 가능한지 확인한다.
- 간호사는 환자에게 부드러운 터치를 수시로 하며 심리적 안정을 도모한다.
- 환자가 평소 좋아하는 음악이 있으면 틀어준다.
- 체위변경을 위한 베개나 쿠션 등을 사용하여 자세를 편안하게 유지하고 수시로 확인한다.
- 의료진 및 자원봉사자와 환자의 교류를 증진시키며 하루 2회 이상 환자와 함께 산책을 한다.
- 침상에서 벗어나는 시간을 늘린다.
- 배뇨훈련을 하여 변의나 요의가 있을 경우 표현하도록 한다.
- 환자가 변의를 느낄 때마다 회장실로 이동하거나 이동식 변기를 대어준다.
- 요의를 잘 느끼지 못하더라도 낮 동안에는 시간에 맞춰 화장실로 이동하여 배뇨를 시도한다.
- 침상에서 안정하고 있을 경우는 팬티형 기저귀를 열어 주고 둔부 아래에만 기저귀를 받쳐준다.
- 이동 시나 수면 시에만 팬티형 기저귀를 착용한다.

대안적 중재 적용 사례 I (계속)
환자를 위한 억제대 대안 (계속)
• 밤 동안에 환자가 깨어 있을 경우 기저귀를 반드시 확인한다. • 환자가 불편해하거나 요구사항이 있을 경우 의료진에게 바로 알릴 수 있도록 호출벨을 가까이 둔다. • 환자가 관심 있는 프로그램에 참여하도록 한다. • 장기간 경구영양이 어려운 경우 위루술을 고려한다.
결과
• 환자는 장갑 억제대를 제거하고 대안을 적용하였다. • 자원봉사자의 도움으로 하루 2회 이상 산책을 하고 평소 화초를 좋아하여 원예요법에 참여하며 화초 등을 만져보게 하였다. • 경구영양 가능성을 평가한 결과 구강섭취가 안전하지 않음을 알았고, 지속적인 경관영양을 위하여 위루술에 대한 상담이 이루어졌으며, 아들이 동의하여 위루술을 시행하였다. 위루관의 보호를 위해 복대를 대고 관은 복대 속으로 보이지 않게 정리하였다. 비위관을 제거하고 난 후 환자는 얼굴이 밝아지고 표현이 많아졌다. • 배변훈련 후 변의는 쉽게 표현하였으나 요의는 쉽게 구별하지 못하였다. • 변의를 느낄 때는 화장실로 이동하여 직접 대변을 보았고 소변을 침상에서 이동식 변기에 보거나 가능하면 정해진 시간에 화장실에 가서 소변을 보도록 시도하였다. 침상에 있는 동안 팬티형 기저귀는 채우지 않고, 둔부 아래에 깔고 있는 용도로만 사용하였으며 밤 동안에만 기저귀를 착용하였다. • 아들은 방문 시마다 환자와 산책을 하며 환자의 기분을 전환시켰으며 의료진은 환자를 볼때마다 따뜻하게 터치하여 심리적 안정을 유도하였고, 자원봉사자는 가능한 한 환자와 많은 시간을 함께 보냈다. • 이러한 대안 적용의 결과 환자는 장갑 억제대를 사용하지 않고도 안전하게 지낼 수 있게 되었으며, 기저귀 사용량도 50%가량 줄었다.

대안적 중재 적용 사례 II

치매와 뇌졸중 진단을 받고 노인요양병원에 입원한 85세 남성 환자는 과거 엉덩이 부위에 욕창이 생긴 경험이 있다. 이 환자는 몸을 움직이거나 체위변경을 할 때 도움이 필요한 상태이다.

낮 시간에는 에어쿠션을 놓은 휠체어를 사용하는데, 에어쿠션은 적절한 체위와 안락함을 제공하고 욕창 방지에 도움이 된다. 휠체어는 환자가 원하면 언제든지 풀 수 있는 좌석벨트가 장착되어 있다.

직원들은 환자가 좌석벨트를 자주 풀거나 때때로 휠체어에서 내려오려고 하며 불안해하는 것을 목격하고 환자가 앞으로 미끄러지거나 휠체어 밖으로 떨어질 위험이 있음을 보고했다. 환자를 보호하기 위한 노력으로 의료진은 일시적으로 환자 뒤에서 채울 수 있는 벨트를 사용하기로 결정했다. 이 벨트는 벨트 버클에 환자의 손이 닿지 않아 벨트를 스스로 풀지 못하는 억제대의 한 형태이다. 치매로 인해 환자는 자신의 건강관리와 관련된 결정을 스스로 하지 못하는 것으로 판단되어 부인이 대리 의사결정자의 역할을 하고 있다. 부인에게 이에 대한 의사를 묻자 숙고한 끝에 휠체어 억제대를 사용하는 것에 반대한다고 말했다. 의료진은 환자에게 휠체어 사용을 제안한 작업치료사와 함께 환자의 안전과 억제대를 할 수 없는 상태를 염려하며 의견을 나누었다. 환자가 미끄러진 횟수와 상황이 기록된 서류를 검토하면서 논의한 끝에 작업치료사가 부인과 상의하기로 결정했다.

상담 동안, 환자의 부인은 남편이 자주 휠체어에서 미끄러진다는 것(때때로 벨트가 채워지지 않은 상태로)과 낙상의 위험이 있다는 사실을 알게 되었다. 부인 또한 환자에 대해 도움이 될 만한 정보를 제공했다. 환자가 이전에 매우 활동적인 사람이었음을 알려주었다. 부인은 남편이 휠체어에 주로 앉아 있고 자유롭게 다니지 못하는 것이 너무 속상하다고 했다. 부인은 환자가 스스로 풀지 못하는 벨트를 사용하면 더욱 화가 나거나 불안해할지도 모른다고 걱정했다. 또한 환자가 하루 종일 휠체어에 앉아 있으면 다리와 등에 통증이 있다고 불평한 적이 있고 화장실에 갈 때, 휠체어에서 나오고 싶어한다는 사실을 알려주었다.

모든 위험요인과 요구사항에 대한 검토가 끝난 후 부인은 환자의 안전을 위해 뒤에서 고정하는 방법에 동의했다. 비록 그런 결정을 내렸지만 부인은 남편의 안전에 대해 여전히 걱정하고 있었다. 작업치료사는 부인과 함께 적용해 볼 수 있는 억제대 대안을 다시 한 번 찾아보기로 하였다.

작업치료사는 억제대 대안에 관해 논의하기 위해 다학제적 팀과의 만남을 마련했다.

대안적 중재 적용 사례 II (계속)

환자를 위한 억제대 대안

환자 간호계획에서 의료진과 부인이 다시 시도해보기로 한 억제대 대안은 다음과 같다.

- 환자가 앞으로 미끄러지는 것과 욕창을 방지하기 위해 휠체어 등받이를 기울이고 기울이는 각도를 시간에 따라 조금씩 변화시킨다.
- 무게가 가벼운 휠체어를 사용하도록 한다. 휠체어는 바닥과 좌석 간 높이가 낮아 환자가 발을 바닥에 대고 구를 수 있도록 한다.
- 에어와 폼이 혼합되어 있는 방석을 사용하여 발로 휠체어를 미는 것을 쉽게 하고 미끄러짐을 방지한다.
- 등의 통증을 줄여줄 수 있는 등받이를 사용한다.
- 환자가 벨트를 풀려고 시도하거나 휠체어 밖으로 미끄러질 때, 의료진이 알 수 있도록 알람 장치를 고려해 본다.
- 환자를 이동시켜 바깥 풍경을 바꾸어 보여준다. 환자를 의료진과 가까운 위치에 있도록 하여 관찰을 용이하게 한다.
- 환자를 활동 프로그램에 참여하게 한다.
- 환자의 등과 다리의 통증을 최소화하기 위해 침대에서 한 번 또는 두 번 휴식시간을 가지도록 한다.
- 휠체어에 앉을 때 생기는 통증과 불안에 대해 주치의와 연락을 취하여 치료가 필요한 건강문제가 있는지 확인한다.
- 휠체어에서 급하게 나와야 할 일이 없도록 일정 시간마다 화장실에 가도록 한다.
- 대리 의사결정자가 내린 휠체어 억제대를 사용하지 않겠다는 결정을 전체 의료진이 잘 알 수 있도록 교육한다.
- 모든 직원에게 환자를 관찰한 자료를 꼼꼼하게 기록하도록 강조한다.

결과

- 환자는 억제대 대안을 사용한 후로, 휠체어 억제대를 하지 않은 상태이고 낙상이나 가벼운 사고도 발생하지 않았다. 더욱이 부인은 남편이 휠체어에서도 편안해하며 삶의 질이 높아졌다고 생각한다. 의료진은 안전사고나 급작스러운 사건 없이 환자를 관리할 수 있게 되었다.
- 가족이 함께 대안을 찾아보고 결정을 내렸으므로 가족들도 만족스럽게 생각하고 있다. 법적 책임과 의사결정에 있어서 환자 또는 대리 의사결정자와 관련된 윤리적 문제 또한 고려해야 한다.
- 이와 같이 억제대 사용 감소를 위한 활동에는 모든 팀 구성원들이 참여하고, 이와 관련된 결정이 현재의 자원과 제한점에 기반을 두며, 대상자의 필요와 염려가 함께 고려되는 경우에 효과적이다.

5	지속적으로 환자를 모니터링하고 환자와 가족의 의견을 참고하여 간호계획을 재평가하고 수립한다.	근거수준	권고등급
		3	D

환자를 지속적, 반복적으로 평가하는 것은 환자의 행동이나 기능에 유의미한 변화가 생기는 것을 확인하는 데 도움이 된다. 또한 중재 효과를 모니터링하고 재평가하여 이에 따라 간호계획을 변경하여야 한다.

5-1 환자평가표와 같이 표준화된 정기적 평가결과를 환자계획에 반영한다.

환자평가표는 노인요양병원형 수가체계에서 요양병원 입원환자의 의료서비스 요구도와 기능상태를 파악하기 위하여 사용하는 포괄적인 노인환자 평가도구이다. 이러한 평가도구를 사용하여 환자의 변화를 주기적으로 점검하고 환자계획에 이를 반영하여 환자의 요구를 적절히 충족시킨다.

5-2 환자와 가족의 반응과 의견을 간호계획에 반영한다.

환자 안전과 억제대 사용 감소는 함께 이루어져야 하는 중요한 두 가지 측면이다. 환자 안전을 증진하기 위한 적극적인 활동은 신체 억제대 사용 감소로 연결될 수 있다. 억제대 사용을 촉진하는 요인을 사전에 예방하거나 대안적 중재를 실시하고 환자의 행동, 특히 정신행동증상을 관리할 수 있는 중재를 적극 활용하여 환자의 안전을 증진하여야 한다. 신체 억제대는 가장 마지막 선택으로 이루어져야 한다.

안전 증진: 신체 억제대 감소를 위한 주요 원칙

- 대상자(환자, 입소자, 가족, 대리 의사결정자)는 환자를 돌보는 데 있어 직원들과 협력적 관계를 이루어져야 할 동반자이다.
- 개별화된 간호는 간호직원과 환자와의 관계에 있어 기본적인 것이다.
- 모든 환자의 행동은 잠재된 원인이 있고 의미를 가지고 있다.
- 신체 억제대를 줄이는 것은 환자를 지속적으로 평가하고 대안적 접근을 사용하는 것에서 시작되어야 한다.
- 환자의 정신행동을 다룰 수 있는 전략은 신체 억제대를 줄이기 위한 방법으로 사용할 수 있다.
- 신체 억제대를 줄이기 위해서는 기관의 리더십이 요구된다.
- 신체 억제대의 사용이 불가피할 때, 최소한의 신체 억제대를 최단 기간 동안만 사용하여야 한다.
- 신체 억제대의 사용은 일시적이며 대안을 지속적으로 고려해야 한다.

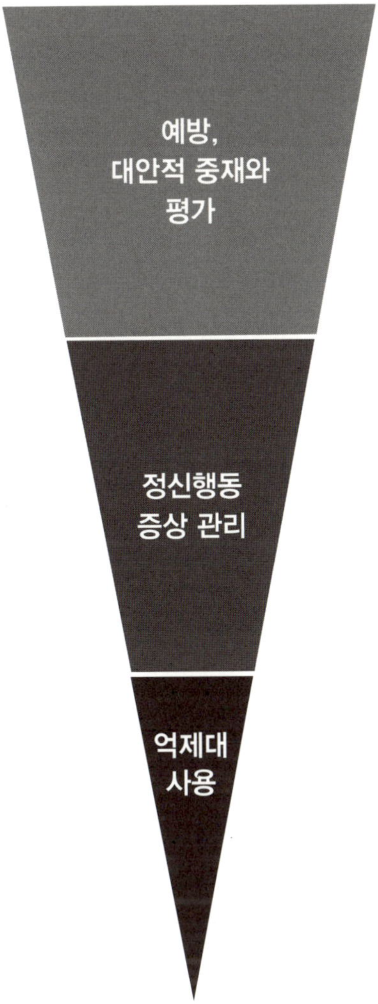

예방, 대안적 중재와 평가

- 환자의 안전
- 환자의 인권
- 평가: 알고리즘/도구 사용
- 예방 전략
  - 지지적 간호
  - 개별화된 간호계획
  - 미충족된 환자의 요구와 행동에 대한 이해
  - 행동조절 전략
- 교육 프로그램

정신행동증상 관리

- 의사소통 촉진
- 돌발행동 대응
- 언어적/비언어적 관심 전환 기술
- 정신행동의 과정 이해
- 정신행동 사후 처리
- 위해요인 감소

지속적 관찰과 평가

억제대 사용

- 간호직원의 역할범위 규정
- 다른 대안이 모두 효과 없음이 확인되어야 함
- 억제대 적용 → 모니터링 → 사용 줄이기 → 사용 중단
- 결과 평가
- 억제대 관련 조직 문화, 철학, 정책 질 향상 프로그램 마련

안전 증진: 신체 억제대 감소를 위한 주요 원칙

신체 억제대 사용 시 지켜야 할 원칙

6	신체 억제대를 사용하는 동안 환자의 안전과 안녕에 대한 위협을 최소화한다.	근거수준	권고등급
		4	D

가능한 한 신체 억제대 사용을 최소화하는 것이 바람직하나 부득이 신체 억제대를 사용하여야 하는 경우라면 올바른 사용법을 따라야 한다.

6-1 신체 억제대를 사용하기 전에 신체 억제대를 사용해야 하는 상황인지 충분히 평가하고 고려한다.

신체 억제대 사용은 환자의 요구를 충족시키고 안위를 증진시키는 치료와 대안법이 실패했을 때에만 시도하는 것이 바람직하다.[13,94,109]

- 신체 억제대는 환자상태, 환경, 상황에 대해 충분히 평가한 다음에 사용한다.
- 신체 억제대를 사용할 때에는 먼저 타 건강관리 전문가(예: 의사, 물리치료사, 작업치료사 등)의 자문을 구한다.
- 신체 억제대는 특정 행동의 유발요인이 확인되고 제거되었으나 정신행동이 계속될 때 사용하도록 한다.
- 신체 억제대는 특정한 행동을 관리하기 위한 중재가 시도되었으나 효과가 없을 때에만 사용하도록 한다.

6-2 신체 억제대 적용의 금기사항 여부를 사정한다.

환자가 안과수술이나 뇌수술을 했다면 뇌 내압 상승이나 안구 내압 상승을 일으킬 수 있으므로 신체 억제대 사용은 금기이다.[110]

- **안압 상승의 위험이 있는지 평가한다.**

  백내장, 녹내장 수술환자의 경우 신체 억제대 사용 시 환자의 저항행동이 안압을 높일 위험이 있으므로 신체 억제대를 금하도록 한다.

- **두개내압 상승의 위험이 있는지 사정한다.**

  뇌수술 등 뇌 내압 상승 위험이 높은 환자의 경우 신체 억제대 사용은 환자의 저항행동이 두개내압을 올릴 위험이 있으므로 금지하도록 한다.

- **과거 신체 억제대 사용으로 인한 심리적 · 신체적 상해의 경험이 있는지를 평가한다.**

  과거에 신체 억제대 사용으로 인해 신체적 상해나 정신적 상해의 경험이 있는지에 대하여 보호자에게 정보를 구하며, 경험이 있는 환자에게 신체 억제대의 재사용은 더욱 큰 상해의 원인이 될 수 있으므로 주의하도록 한다.

억제대를 경험한 환자와의 인터뷰

"감옥에 갇힌 기분이었다"

"새장에 갇힌 새 같고 짐 끄는 노새 같았다"

"내 손을 내 마음대로 움직일 수도 없었고 나 자신이 마치 미친 사람 같았다"

"불이 났을 때를 생각했다. 언제 어떤 사람이 나를 구해줄 것인가? 어떻게 나갈까? 너무 두려웠다"

"나는 밤새 울었고 줄에 매인 개와 같은 느낌이 들었다. 억제대는 나를 조여왔고 내 몸뚱아리는 쓰레기처럼 느껴졌다"

6-3	신체 억제대는 적용 전에 의사의 처방을 받도록 한다.

신체 억제대 사용은 여러 가지 부작용을 유발할 수 있으므로 권한이 부여된 사람에 의해서만 결정이 가능하며 우리나라의 경우 의사가 처방한다.[5,18,23,77,109,111,112]

- 의사는 신체 억제대 사용 시 사용 이유, 사용 부위, 신체 억제대 종류(유형) 및 사용 방법 등을 포함하여 처방한다.
- 구두처방은 반드시 서면으로 바꾸도록 한다.
- '필요시 처방'은 허용되지 않는다.

6-4	신체 억제대를 적용하기 전에 환자 및 환자의 가족에게 환자의 상황과 신체 억제대 사용 목적, 부작용에 대한 설명을 하고 동의를 구한다.

신체 억제대 사용은 환자 본인뿐 아니라 가족의 경우도 상당한 정신적 스트레스와 의료진에 대한 불신을 야기할 수 있으므로 동의가 필요하다.[16,42,77,113](부록 2. 신체 억제대 동의서)

- 환자나 보호자에게 신체 억제대 사용은 일시적인 것이며 마지막 대안으로 적용하는 것임을 알려준다.
- 신체 억제대 사용에 대해 환자의 동의를 구하되 환자의 인지가 떨어진 경우 보호자의 동의를 받도록 하고 사유를 기재한다.
- 동의서는 서면으로 작성하며, 부득이한 경우 구두동의서를 받을 수 있으나 구두동의서는 서면으로 동의하도록 고지한다.
- 동의서에는 신체 억제대가 필요한 사유, 시도된 대안, 신체 억제대의 부작용, 억제대의 적용부위를 기재한다.

6-5 신체 억제대 사용으로 인한 부작용을 관찰하며 환자의 요구를 평가한다.

신체 억제대로 인해 나타날 수 있는 부작용은 다음과 같다.[17,32,49,51,52,97,110,114-120]

- **신체 억제대는 추가적인 위험을 일으킬 수 있는 부동상태를 야기한다.**
  부작용으로 욕창, 구축, 폐렴, 요실금, 변비, 감염, 무기력, 인지기능 저하 등이 발생할 수 있다. 신체 억제대 적용부위에는 정맥 혈전증, 폐색전증, 부종, 청색증, 욕창이 나타날 수 있고 심하면 질식으로 인한 사망에 이를 수 있다.

- **타박상, 피부 찢김이나 찰과상 같은 국부적인 피부 혹은 신경손상이 발생할 수 있다.**

- **신체 억제대 적용 시 정신적으로 무력감, 절망감, 우울 등의 부정적인 감정을 느끼게 되고, 불안 및 불안정한 정서상태를 보이며 혼돈이나 흥분 등이 심해진다.**

- **환자에게 삽입된 치료적 기구의 제거나 낙상위험이 증가한다.**

- **환자의 권리인 자율성은 억제대 사용 시 침해될 수 있다.**
  신체 억제대는 환자의 품위를 손상시키고 존엄성을 보호하지 못하므로 억제대 사용에 관계된 결정을 하는 데 반드시 고려하여야 한다.

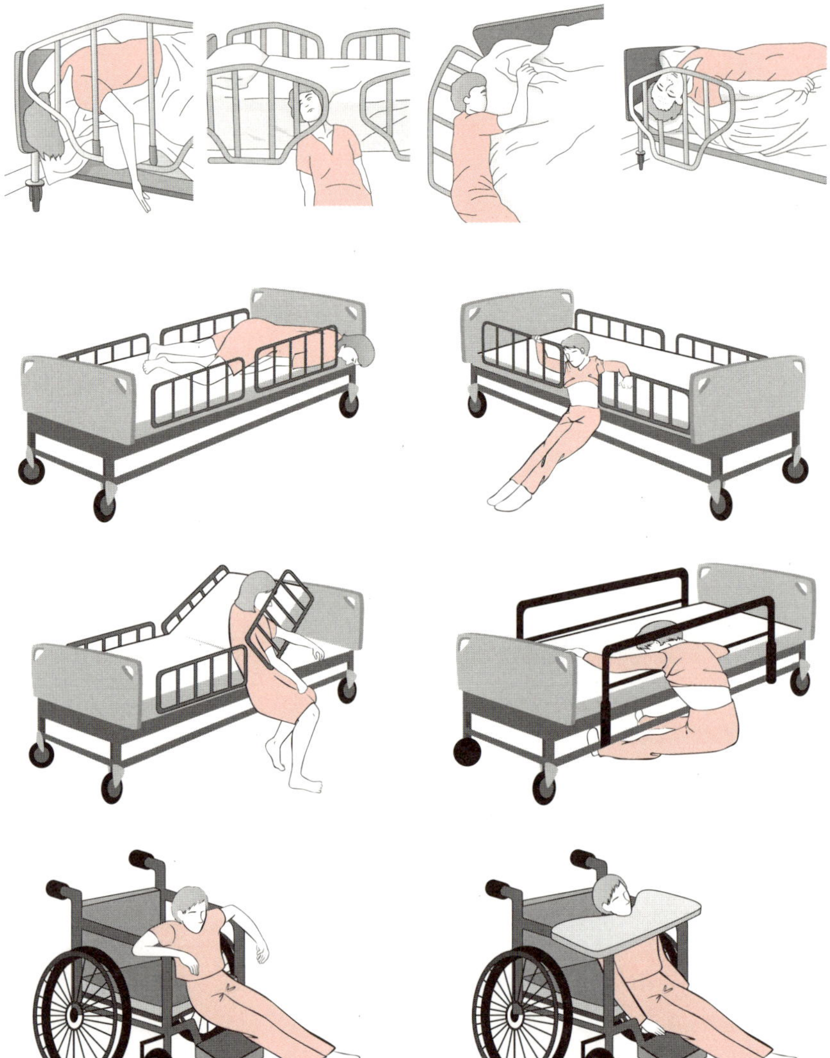

신체 억제대로 인한 신체 손상(부작용) 사례

신체 억제대 부작용 사례

전측두엽 치매와 척추관 협착증으로 요양병원에 있는 79세 여성 노인은 마비증후군과 신경인성 방광으로 인해 유치도뇨관이 삽입된 상태이다. 환자는 도뇨관을 자꾸 제거하려고 하고, 의료진이 도뇨관을 삽입하려고 하면 의료진에게 적대적인 모습을 보였다. 도뇨관을 다시 삽입하면 환자는 도뇨관을 다시 잡아당기는 일이 반복되었다. 환자는 자신의 건강에 대한 위험성, 이익, 대안을 판단할 의사결정능력이 부족한 상태이지만 도뇨관이 삽입되는 것을 명확하게 싫어하는 상태이다. 의사는 본인이 참석해야 할 회의 시간이 다가오자 손목억제대를 적용하자는 결정을 내렸고 환자는 억제대를 풀려고 계속 시도하다가 두 어깨가 탈골되어 병원에 입원하게 되었다.

신체 억제대를 적용하고 있는 경우 지속적으로 환자의 상태를 사정하여 신체 억제대로 인한 부작용을 예방하여야 한다.[4,5,11,42,58,77,109,112,114]

- 최소 2시간마다 환자상태를 관찰하고, 욕창 발생 예방을 위한 체위변경을 시행한다.
- 신체 억제대의 위치 변화 및 직접적인 압박 여부를 확인하고, 허용된 범위에서 움직임이 최대한 가능하도록 돕는다.
- 사지 말단부위 맥박, 체온, 피부색 및 감각을 관찰하여, 혈액순환장애 또는 피부손상 위험성 등을 평가하고 기록한다.
- 배설 및 섭취 등 환자의 기본욕구를 확인하고, 욕구를 충족시켜 준다.
- 환자의 기본적인 욕구 충족 등을 위해 신체 억제대를 잠시 풀어 둘 경우, 환자를 혼자 두지 않는다.

6-6	신체 억제대를 적용한 경우에는 신체 억제대 사용을 중단하려는 노력을 지속적으로 시도하고 이에 대해 기록한다.

신체 억제대를 적용한 경우에라도 억제대 제거를 위한 시도를 계속해야 하며 이를 위해 환자의 상태를 지속적으로 관찰하고 대안을 적용한다. 또한 억제대 중단을 위한 노력에 대해 기록한다.

6-7	신체 억제대 적용 시 관련 내용을 정확하게 기록한다.

신체 억제대 사용은 법적 논란이 많은 부분이므로 사용 시 의료기록을 정확히 남겨야 한다.[16,25,71,77,109–113](부록 3. 신체 억제대 적용 및 관찰 기록지)

- 신체 억제대 사용의 목적, 사용된 신체 억제대의 종류, 사용부위, 신체 억제대를 적용하기 전에 시도된 대안을 기록한다.
- 신체 억제대 사용에 대해 환자와 보호자에게 설명하고 이에 대해 교육하였음을 기록한다.
- 신체 억제대를 적용하고 제거한 시간, 중간 중간 풀어준 시간을 정확하게 기록하도록 한다.
- 신체 억제대를 적용한 후의 환자의 행동변화를 기록하도록 한다.
- 신체 억제대를 적용한 동안 신체 억제대를 풀어서 ROM 등의 관절운동을 시행하고 시행한 횟수, 시간 등을 기록한다.
- 신체 억제대 사용에 대해 의사에게 보고한 내용을 기록한다.

6-8	환자의 특정 행동으로 인해 신체 억제대를 적용했다면, 일단 해당 행동이 사라지거나 대안이 효과적인 경우 신체 억제대를 즉시 제거한다.

신체 억제대를 적용하게 한 원인 행동이 사라진 경우, 혹은 지속적으로 대안을 시도하여 대안이 효과적인 경우 가능한 한 빨리 신체 억제대를 제거하여 신체 억제대 적용시간을 최소화하도록 한다.[16,58]

- 생명이나 신체에 위험을 가할 가능성이 현저히 낮은 경우
- 신체 억제대 외에도 대체할 만한 방법이 있을 경우

6-9 신체 억제대 적용 시 안전원칙을 준수한다.

신체 억제대는 응급상황 시에 쉽게 풀 수 있는 방법을 사용한다.[5,121]

안전한 매듭방법

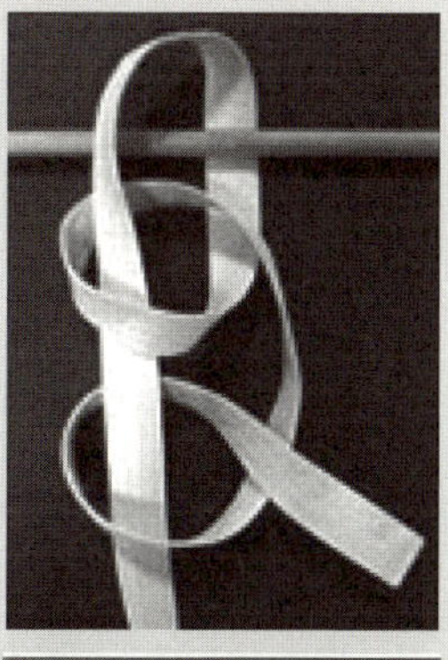

클로브 히치(Clove-hitch)

잡아당겼을 때 조여지지 않으며 쉽게 풀어지고 환자의 움직임이 어느 정도 허용된다.

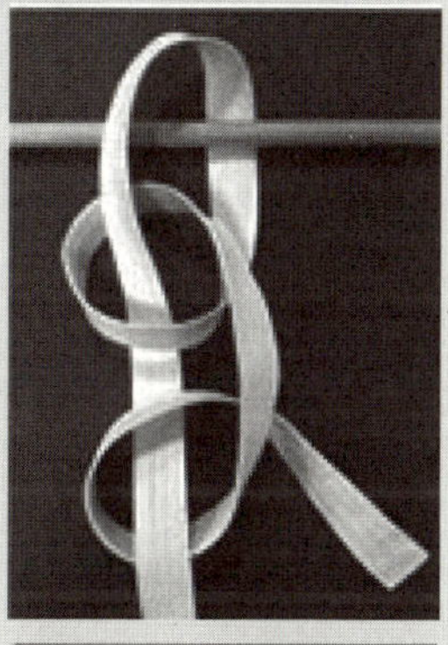

고리 매듭(Half-bow or reef knot)

잡아당겼을 때 미끄러지지 않으며 풀기 쉽다.

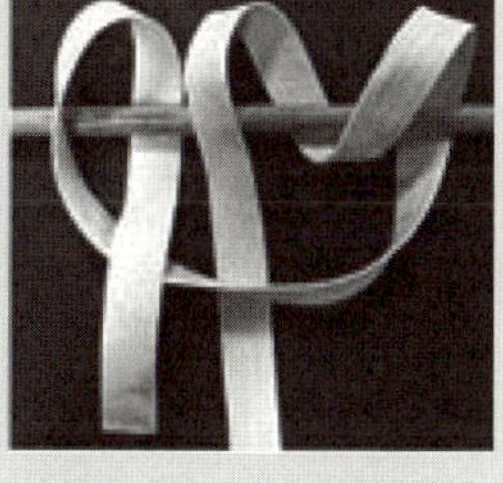

정방형 매듭(Square or reef knot)

두 개의 끈을 서로 묶을 때 사용하는 방법으로 잡아당겼을 때 조여지지 않으며, 압력이 풀려도 미끄러지지 않는 장점이 있다.

즉시 풀 수 있는 버클식 억제대

억제대에 버클이 있어 응급상황 시 즉시 풀 수 있다.

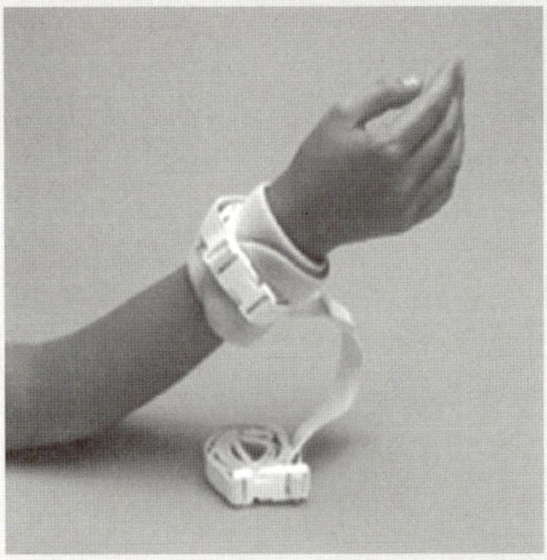

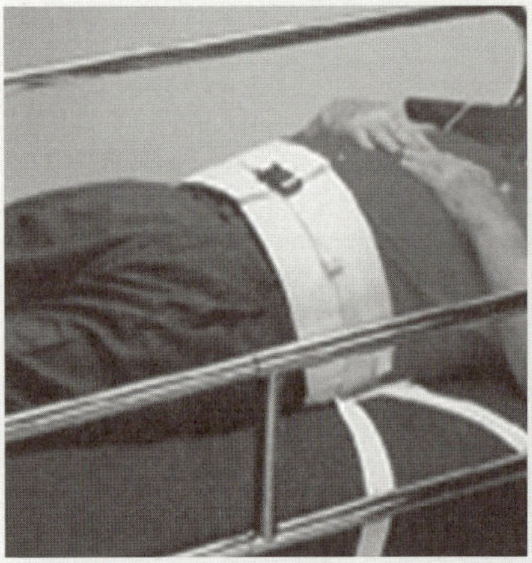

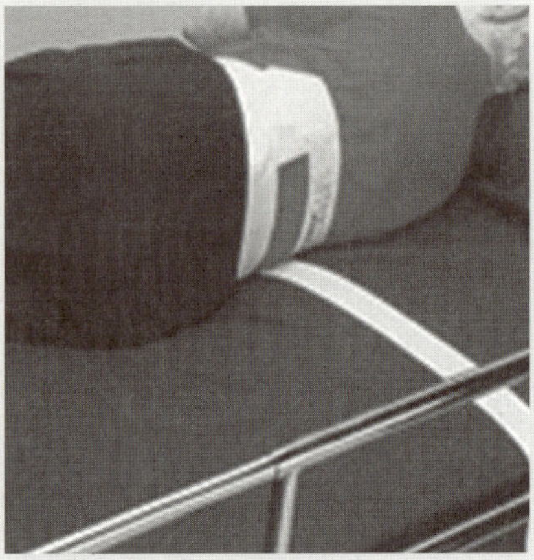

■ 발목 · 손목 억제대는 억제대와 사지 사이에 손가락 두 개가 들어갈 수 있는 공간을 확보한다.

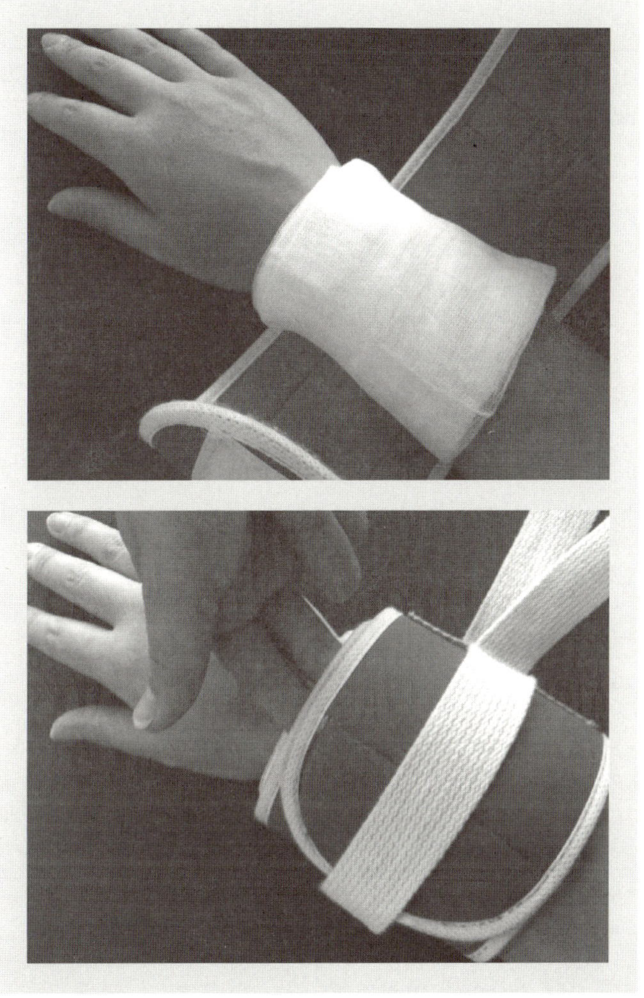

교육적 전략

7	신체 억제대 관련 교육을 직원과 가족을 대상으로 실시한다.	근거수준	권고등급
		2+	C

7-1	신체 억제대 사용 감소를 위한 교육을 정기적으로 실시하고 모든 직원이 참여하도록 한다.

신체 억제대 사용을 올바르게 하고 불필요한 사용을 줄이기 위해서는 간호사뿐만 아니라 의사, 간호조무사, 물리치료사, 간병사 등 모든 의료진이 함께 교육을 받으며 다학제적 중재를 실시하여야 한다.[25,54,67,71,122–125]

아래의 내용이 교육에 포함되도록 한다.

- 신체 억제대의 정의
- 신체 억제대의 종류 및 관련 부작용
- 신체 억제대 사용 관련 요인과 환자의 행동변화를 촉진하는 요인 사정
- 환자, 가족, 대리 의사결정자와의 의사소통, 상담 및 설명 방법
- 윤리적 의사결정
- 환자의 자율성과 인권
- 신체 억제대 사용 예방, 대안적 방법, 환자의 행동 관리
- 간호사와 환자 간의 치료적 관계, 환자중심간호
- 티 전문가와 협력하는 방법
- 신체 억제대 사용과 관련된 법적 지침
- 관찰 및 기록

7-2 신체 억제대에 대한 정보를 가족에게도 제공한다.

가족에게도 신체 억제대란 무엇이며 어떠한 대안을 사용하고 있는지 어떠한 경우에 적용하는지, 적용 후 발생 가능한 부작용은 무엇이며 이를 예방하기 위해 어떤 노력을 하고 있는지, 가족은 어떻게 협조해야 하는지에 대해 교육한다(부록 4. 가족 교육용 자료)

기관차원의 노력

8	신체 억제대 사용 감소를 위한 조직문화를 조성한다.	근거수준	권고등급
		4	D

신체 억제대 사용 감소를 권장하는 조직문화를 조성하기 위해서는 의료팀과 기관의 지지를 바탕으로 신체 억제대 사용에 관한 철학을 공유하는 것이 필요하다. 이를 위해서 기관은 철학, 정책, 충분한 인적 자원 확보, 직원교육을 평가하고 관리할 책임이 있다.[5,71,77,109]

8-1 신체 억제대 사용 감소와 관련된 기관의 철학을 수립한다.

신체 억제대 사용을 줄이기 위한 기관의 철학을 문서화하고 모든 직원, 환자, 가족들로 하여금 이해하도록 한다. 개인의 노력이 신체 억제대 사용 감소 정책을 완성한다는 것을 명시화한다. 기관의 공식적인 역할과 정책에 대한 문서에는 억제대를 사용하지 않는 환경을 만들기 위하여 조직의 특성을 반영한 개별화된 환자 간호가 가능하게 하기 위한 기관의 방침이 포함되어야 한다. 직위에 관계없이 직원들의 철학을 지속적으로 검토하는 것이 병원의 신체 억제대 사용 감소 노력을 돕는다. 신체 억제대 사용 감소의 궁극적 목표와 경영목표 또는 조직목표를 연계함으로써 모든 직원들의 지지를 받을 수 있도록 한다.[55,126,127]

8-2 신체 억제대 사용 감소와 관련된 기관의 정책을 수립한다.

신체 억제대 사용과 향정신성 약물 등의 사용에 대하여 관련 부서와의 팀 기반 접근을 통해 환자 평가 및 중재, 낙상 예방과 관리 등 관련 지침을 마련한다(부록 5. 기관용 신체 억제대 사용 규정 예).

8-3	신체 억제대 사용 감소를 위하여 정기적으로 의료진을 포함한 모든 직원에게 교육을 시행한다.

신체 억제대 사용 중재에 대한 직원 교육을 제공하고 신체 억제대 사용 감소를 위한 교육 프로그램을 개발한다. 신체 억제대 사용 감소를 위한 전략을 인지하고 통합적인 사정을 수행한다. 간호사, 간호조무사, 간병사, 의사, 물리치료사, 행정직원, 사회복지사, 작업치료사, 약사 등 다양한 구성원으로 이루어진 팀을 구성하며 직원들을 지지하고 격려한다.[67,80,85,87,88,125,128]

신체 억제대 최소화를 위한 기관차원의 노력	
기관의 조직 및 체제	**관리자 · 직원의 철학 변화**
• 위원회 설치 • 정보수집 · 공유, 역할의 명확화 • 직원의 재배치 및 적절한 인력 자원 배치 • 기관 사업계획에 반영 • 신체 억제대 고위험군 대상 간호 체계 구축	• 관리자의 의지와 책임의식 • 억제대의 필요성에 대한 재고 • 억제에 대한 인권 및 안전문제 고려
실태 파악과 분석	**대상자에 대한 재인식**
• 튜브를 뽑는 행동에 대한 분석 • 낙상에 대한 분석 • 안전 사고 원인 분석	• 환자중심 간호 • 일반인의 의견 • 옴부즈맨 제도 • 환자 인권 존중, 가족과의 대화 • 환자의 희망과 요구 존중
환경정비 · 개선	**개별적 간호의 중요성 인식**
• 간호용구 개발 및 도입 • 침대, 탁자, 의자 높이 개선 • 건물, 주변공간의 재설계	• 개별적 간호 프로그램 • 치매 및 고령자 맞춤 간호 • 충분한 인력
사고 시의 대처	**직원 교육**
• 소송에 대한 대응 • 보상에 대한 대응 • 긴급 시의 대응	• 위험관리 • 신체 억제대의 부작용 • 대안법

신체 억제대 사용 감소 평가

여러 연구 결과에 따르면 신체 억제대 사용에 대한 교육 및 지침 배포 후 신체 억제대 사용이 실제적으로 감소했고, 낙상 발생 빈도 및 향정신성 약물 등의 처방이 증가하지 않았으며, 환자들의 만족도가 증가하는 효과가 나타났다고 보고되었다.

다음과 같이 환자와 기관차원의 결과에 대해 모니터링하여야 한다.[62,78,81,102]

환자 차원	기관차원
• 신체 억제대 사용 위험이 높은 환자 확인 • 위험행동을 하는 환자의 철저한 평가 • 위험한 행동을 다루는 데 적용된 신체 억제대를 사용하지 않는 중재 • 신체 억제대의 사용(또는 사용 감소) 정도 • 낙상의 증가 없음 • 불필요한 의료처치 제거	• 신체 억제대 사용이 최소화된 간호를 증진시키기 위한 정책과 절차 • 신체 억제대의 대안으로 사용된 물품이나 장비의 유용성 • 신체 억제대에 대한 직원 지식 • 신체 억제대 사용에 대한 교육 제공 • 충분한 인력 기준 유지

9	신체 억제대를 최소화하기 위한 과정에 대한 모니터링과 평가를 지속적으로 실시한다.	근거수준	권고등급
		2+	C

신체 억제대와 관련된 지침을 의료진이 적용하는 과정에 대한 모니터링과 평가가 지속적으로 필요하다.

9-1	신체 억제대 지침에 대해 직원교육을 실시하기 전과 후 신체 억제대 관련 지식과 태도의 변화를 평가한다.

신체 억제대의 종류, 억제대 사용 이유, 낙상 감소를 위한 대안적 중재, 억제대 사용과 관련된 법적 책임 등에 관한 내용을 평가한다.

9-2	지침의 사용 후 이행 여부에 대해 지속적으로 과정 평가를 실시한다.

신체 억제대 사용 지침에 대한 이행 정도, 지침 이행이 간호중재를 향상시켰는지, 지침을 이행하기 위한 노력 여부, 다학제적 팀과의 협력 여부 등을 평가한다.

의료진의 지침에 대한 이해 정도를 살피고 지침의 수행에 대한 지지 정도를 사정한다.[58]

- 환자의 억제대 사용 위험요인을 평가하는 능력
- 억제대 감소를 위한 필수 중재를 시행할 수 있는 능력
- 지침을 적용하기에 충분한 시간이 주어졌는지
- 환자의 행동을 이해하고 이에 반응하는 능력
- 실제로 환자에게 억제대를 적용하지 않으려고 노력한 정도
- 지침을 적용하기 위한 기관의 지원 정도(교육, 행정적 지원 등)

10	신체 억제대 사용 감소를 위한 노력으로 인해 기대되는 결과를 평가한다.	근거수준	권고등급
		2+	C

신체 억제대 감소를 위한 노력을 통해 과정 전체에 걸쳐 기대되는 변화나 발전양상을 평가한다(부록 6. 신체 억제대 사용 감소 결과평가 기록지). 신체 억제대 감소를 위한 노력 결과를 평가하여 이를 직원들에게 피드백 자료로 활용하며 지침의 효과를 분석한다. 이러한 결과를 바탕으로 지침 및 실무를 지속적으로 수정 및 보완하여 변화가 지속되도록 한다.[53,58,129-139]

10-1 신체 억제대 사용빈도가 줄었는지 평가한다.

빈도는 신체 억제대 사용 감소를 가장 직접적으로 반영하는 지표이다.

- **실제적인 관찰로 신체 억제대 사용빈도를 측정할 수 있다.**
- **의무기록에 기록된 신체 억제대 사용횟수를 평가한다.**
- **직원의 설문조사를 통해 사용빈도를 확인한다.**

10-2 낙상횟수를 평가한다.

신체 억제대 감소 정책 후 낙상의 횟수와 낙상으로 인한 상해의 정도 등이 변화가 없거나 줄어드는 등의 효과를 기대할 수 있다.

- **직접 관찰을 통해 낙상횟수를 평가한다.**
- **낙상보고서를 통해 낙상횟수와 낙상으로 인한 손상의 정도를 측정한다.**
- **의무기록을 통해 낙상횟수와 낙상으로 인한 손상의 정도를 측정한다.**

10-3 향정신성 약물의 사용빈도와 용량에 변화가 없는지 평가한다.

신체 억제대 사용 감소 후 향정신성 약물의 사용이 감소하거나 증가하지 않는 것이 바람직한 결과로 기대된다.

- **처방횟수와 투약기록지를 통해 약물의 사용빈도와 용량을 평가한다.**

10-4 환자의 수면양상에 변화가 있는지 평가한다.

신체 억제대 사용 감소 후 환자의 수면량이 증가하거나 수면 중 깨어나는 횟수가 감소함으로 인해 환자의 안위가 증진되었음을 확인할 수 있다.

10-5 욕창 발생 및 악화의 감소를 평가한다.

신체 억제대 사용횟수 감소 후 욕창의 발생이 줄거나 욕창 단계의 호전을 통해 신체 억제대 사용 감소의 효과를 평가할 수 있다.

10-6 환자의 흥분과 배회횟수를 평가한다.

신체 억제대 사용감소가 환자의 정서적 안위를 증진시켰는지 여부를 확인할 수 있다.

10-7 환자를 돌보는 직원의 스트레스 변화 여부를 평가한다.

신체 억제대 사용 감소 이후 환자를 돌보는 직원들이 환자의 행동을 관리하기 위한 스트레스가 감소되거나 증가되지 않는 것이 기대되는 결과이다.

10-8 환자의 심리적 안정 정도와 신체기능 향상 여부를 평가한다.

신체 억제대를 사용하지 않음으로 인해 환자의 심리 및 신체기능이 향상되도록 하는 것이 기대되는 결과이다.

신체 억제대 사용 감소를 위한 알고리즘

신체 억제대 의사결정 알고리즘은 환자 행동의 효율적인 관리와 함께 신체 억제대의 최소한의 적용 및 안전한 적용을 위한 과정을 나타낸다. 이러한 알고리즘은 지침의 전체 내용을 시각적으로 보여주는 좋은 매체가 될 수 있으므로 전체 직원들이 잘 볼 수 있도록 게시하는 것이 효과적이다.

신체 억제대 적용 여부를 평가하는 첫 번째 단계는 환자의 행동양상을 확인하는 것이다. 간호사는 낙상, 배회, 치료를 방해하는 행동 등을 염두에 두고 환자의 행동 특성을 관찰한다.

두 번째 단계는 환자 행동의 원인을 분석하는 것이다. 환자 행동의 원인을 신체적, 심리적, 환경적 측면에서 통합적으로 분석한다.

세 번째 단계는 간호사가 환자 행동의 잠재적 위험요인을 제거하고 환자의 요구를 충족시켜 주는 중재단계이다. 이러한 중재는 이전 단계에서 파악된 행동의 원인을 바탕으로 해당 원인을 해결하기 위한 방향으로 이루어져야 한다.

네 번째 단계는 중재가 효과적이었는지를 평가하는 단계이다.

다섯 번째 단계는 신체 억제대 적용 여부에 대한 재평가이다. 신체 억제대 적용 시의 이점과 부작용을 신중하게 확인하고 제거할 수 있는 상황이라면 신속히 제거하도록 한다.

기관차원에서 신체 억제대 사용 감소 정책을 구체적으로 명시함으로써 직원들이 목표를 정확히 설정하고, 안전한 신체 억제대 사용, 적절한 장비의 투입, 투약, 환자 안전 모니터링, 신체 억제대 감소 효과 평가, 환자기록지에 전 과정을 기록하는 것이 효과적으로 이루어져야 한다. 의사결정 과정에서 환자와 가족의 참여를 유도하고 가능한 한 모든 중재를 고려해 보기 위해 신체 억제대 적용의 필요성에 대하여 신속하게 환자 및 가족과 상의하도록 한다.

신체 억제대 의사결정 알고리즘

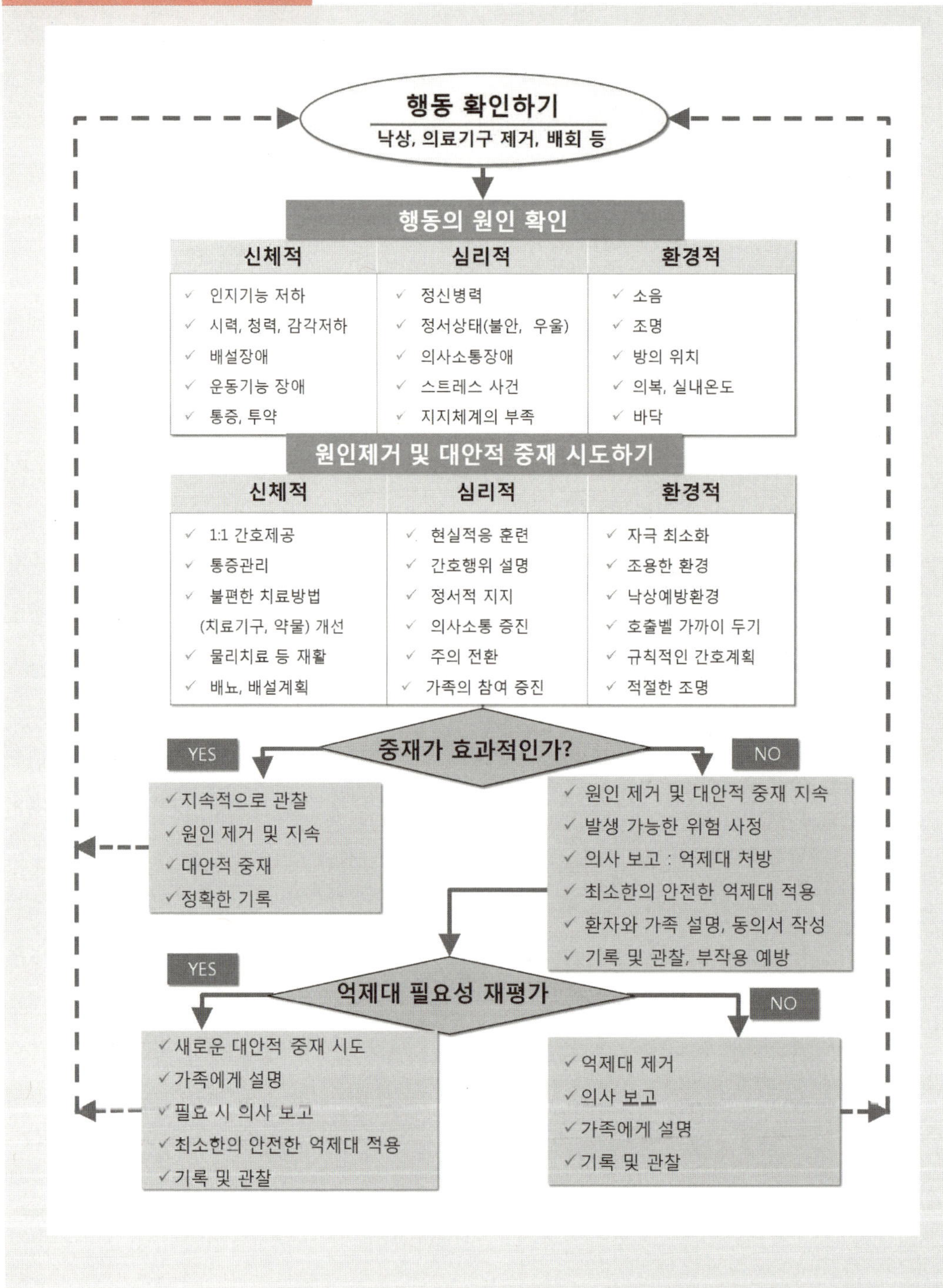

지침을 잘 이행하기 위한 전략

- 기관차원에서 신체 억제대 사용을 줄이는 문화를 조성하고 이를 우선순위에 두어야 한다.
- 조직 구성원 중 적어도 한 사람 이상, 예를 들면 전문간호사나 책임간호사, 수간호사 등 적절한 지지를 제공할 수 있는 전문성과 리더십 있는 간호사를 정책 실행의 책임자로 두어야 한다. 이들은 뛰어난 대인관계 능력으로 프로젝트를 관리할 수 있어야 한다.
- 신체 억제대와 관련하여 기관차원의 조사가 이루어져야 한다. 신체 억제대 사용의 대안법에 대한 지식 정도를 측정하고 앞으로 요구되는 교육에 대한 평가가 이루어져야 한다.
- 신체 억제대 최소화와 관련된 위원회를 구성하는데, 위원회는 여러 분야의 다양한 전문가와 가족, 환자, 대리 의사결정자 등 주요 이해당사자들로 구성한다.[63,85,88,128] 단기적, 장기적 목표를 수립한 뒤 각자의 역할, 책임 등이 잘 수행되고 있는지 평가한다.
- 교육을 실시하고 실행을 위한 지속적인 지원을 하여야 한다.
- 각각의 부서에서 변화 촉진자를 선정하여 신체 억제대 사용 예방을 촉진하고 변화 실행을 도와야 한다. 또한 성과와 성취도에 따라 업적을 측정하고 잘된 부분에 있어서는 인정이 이루어져야 한다.
- 간호직원의 노력 외에도 지침을 사용하는 것을 돕는 도구(포스터, 소책자, 전자정보 시스템)가 필요하다. 억제대를 다루는 직원들을 돕기 위해 알고리즘이나 지침 또는 기록지 형식을 제공해서 지침의 내용을 알려주는 의사결정 보조도구를 사용할 수 있다. 이때 전산화된 기록 시스템이 있다면 더욱 효과적이다. 억제대를 사용하지 않기 위한 장치나 물품을 제공할 수도 있다(예: 쉽게 사용 가능한 퍼즐이나 카드, 손에 쥐기 쉬운 훈련용 공과 같은 스트레스 해소나 오락용 활동을 위한 물품 제공).[85,87,88]

- 환자, 보호자 및 대리 의사결정자와 여러 방면의 전문가들이 환자의 평가와 치료에 협력한다. 필요에 따라 지역사회나 다른 기관으로의 협조 요청이 이루어져야 한다.
- 직원과 간호사 간, 그리고 전체 조직 구성원 간의 협의가 활발히 이루어져야 하고 전체 팀이 참여해야 한다(예: 간호사, 의사, 물리치료사, 작업치료사, 간호조무사, 간병사(요양보호사), 약사 등).[73,78,85,86,92]
- 지속적인 질 향상 접근을 통해 환자 중재를 평가한다. 지속적인 모니터링과 신체 억제대 사용 감소 평가 결과를 직원에게 효과적으로 피드백하는 것이 매우 중요하다.[85,87,88]
- 기관에서 사용하는 자료 수집 방법을 통해 억제대 사용을 모니터링하고, 억제대 사용 수준을 이전 수준과 계속 비교한다.[3,48]
- 신체 억제대 사용 대안에 대한 창의적 중재 방법을 공유하고 성공적인 확산을 촉진한다.
- 지속적으로 인증평가기관이나 규제기관에서 제공하는 지침을 참고하여 기관의 정책과 규정에 반영하도록 한다.[139]

III. 부록

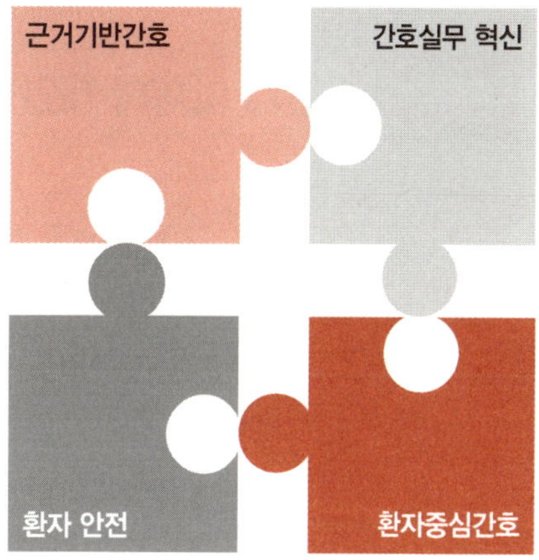

부록 1 신체 억제대 대안적 중재 기록지

실시한 중재에 대해 일별로 표시할 것

병실번호:	환자이름:						
행동 양상 (환자에게 해당되는 것을 모두 체크)	□ 1. 치료 방해 □ 2. 낙상 위험 □ 3. 인지장애 □ 4. 공격적 행동 □ 5. 불안정(흥분, 불안) □ 6. 배회 □ 7. 기타(상세 기술)						
중재	월 일	월 일	월 일	월 일	월 일	월 일	월 일
주변환경에 대한 오리엔테이션							
환자를 자주 관찰							
야간 조명 켜기							
실내 온도 조정							
기울기 조절 가능한 의자, 리프트							
미끄럼 방지 양말이나 신발							
낮은 침대/매트리스							
침대/의자 알람							
규칙적인 배뇨/배변 훈련							
사진, 그림 등을 이용해 방 표시							
무릎/팔꿈치/골반 보호 패드							
간호사실 가까이로 재배치							
일과시간(수면, 휴식 등) 재배치							
호출벨 가까이 배치/신속 응대							
환자의 기동력 측정							
모든 처치 전에 자세하고 이해하기 쉽게 설명							
통증 평가 및 치료							
환자의 감정을 이해하기 위해 대화							
일대일 돌봄							
걷기나 운동 참여 독려							
감각/행동에 영향을 미치는 약 줄이기							
시각적 신호 사용(멈춤 표시, 큰 시계)							
환자의 주의를 돌릴 수 있는 활동							
적절한 보행 보조기구(휠체어, 보행기) 사용							
바닥 확인 및 정리							
침상 난간 안전성 확인							
물리치료사/작업치료사에 의뢰							
환자 곁을 지키게 함							
의자에 미끄럼 방지 패드 사용							
침상 모서리 등 패드 대기							
결과 **1. 호전됨 2. 변화 없음 3. 악화됨**							
서명							

* 해당 기관의 상황에 맞게 변형하여 사용할 수 있다.

부록 2 신체 억제대 동의서[125]

보호자 및 환자에게 신체 억제대 사용에 대한 설명을 구체적으로 시행한 후 동의를 구하는 문서로 의사에 의하여 작성된다.

신체 억제대 동의서

이름: **등록번호:** **호실:** **성별/나이:**

1. 환자에게 해당되는 상황

□ 낙상 우려가 있는 경우 □ 자해 및 타인에게 손상을 입힐 수 있는 경우

□ 각종 생명유지 장치의 유지가 필요한 경우
(□ 중심정맥관 □ 배뇨관 □ 비위관 삽관 □ 기관삽관 □ 인공호흡기 □ 기타)

□ 특별한 치료나 시술을 요하는 경우 □ 과도한 움직임으로 인한 사고 위험이 높은 경우

□ 피부를 긁어 손상을 입을 수 있는 경우 □ 기타 ( )

2. 신체 억제대를 대신하여 실시한 방법 및 효과

□ 환자 행동의 영향요인(인지, 배설, 통증, 투약, 심리적 불안정, 주변환경 변화 등 스트레스 요인) 확인

□ 신체적 불편감 완화

□ 심리적 안녕 증진

□ 환경 조정

□ 기타 ( )

➡ 상기 방법을 적용하였으나 기대하는 효과가 없었음

3. 신체 억제대의 종류 및 사용부위, 사용방법

□ 종류 : □ 부위 :

□ 방법 : □ 쉽게 풀 수 있는 매듭법 사용 □ 국소적인 과도한 압박은 피함

4. 예상되는 부작용

신체 억제대 사용으로 인하여 환자의 불편감 호소, 불안감 증가, 이상행동 증가 및 피부문제 발생 등 물리적, 정서적 문제들이 발생할 수 있습니다.

5. 신체 억제대 사용 시 발생할 수 있는 부작용을 예방 및 관리하기 위해 실시하는 방법

□ 환자의 활력징후와 피부상태 등의 평가

□ 일정한 시간 간격으로 억제대 풀어주고 배설, 체위변경 및 관절운동 실시

□ 환자의 행동변화 관찰

□ 지속적인 대안 시도

□ 기타: ______________________________

환자: 본인은 신체 억제대 사용에 대하여 충분한 설명을 들었으며, 이에 동의합니다. □ 이에 동의하지 않습니다. □

보호자: 환자의 건강상태(인지기능 저하 등)로 인하여 의사결정의 어려움이 있으므로 대리인이 대신하여 신체 억제대 사용에 대한 설명을 들었으며, 이에 동의합니다. □ 이에 동의하지 않습니다. □

년 월 일

의사 : (서명) 환자본인 : (서명)

보 호 자 : (서명)

(환자와의 관계 :)

* 해당 기관의 상황에 맞게 변형하여 사용할 수 있다.

* 신체 억제대를 사용하지 않는 것에 대한 동의서를 받을 수도 있다.

부록 3 신체 억제대 적용 및 관찰 기록지

*기관의 규정에 따라 일정 시간 간격으로 기록할 것
*적용 이유, 신체 억제대 종류, 부작용, 간호중재는 해당되는 번호를 모두 기록할 것

병실 번호		환자 이름	신체 억제대 처방	년 월 일	환자 및 가족 설명 및 동의	유 □ 무 □
날짜	시간	적용 이유	신체 억제대 종류	부작용	간호중재	서명
		1. 낙상 위험 2. 자해 및 타인의 손상 우려 3. 생명유지 장치의 유지 어려움 4. 피부를 긁어 손상을 입힘 5. 배회 6. 가족이 원함 7. 기타(상세 기술)	1. 손목억제대(1R, 1L, 1B) 2. 발목억제대(2R, 2L, 2B) 3. 장갑억제대(3R, 3L, 3B) 4. 골반억제대 5. 복부억제대 6. 휠체어용 식판 7. 휠체어억제대 8. 휠체어벨트, 의자벨트 9. 자켓억제대 10. 기타(상세 기술) *해당되는 번호와 부위를 표기한다: 좌(L), 우(R), 양쪽(B)	0. 없음 1. 피부찰과상, 멍 2. 혈액순환장애 3. 배설문제(실금/변비) 4. 근위축/경축 5. 골절 6. 호흡곤란 7. 흥분/우울 8. 낙상 9. 기타(상세 기술)	1. 행동 관찰 2. 대안 시도 3. 억제대 풀기 4. 체위변경 5. 관절운동 6. 의자에 앉히기 7. 화장실 가기 8. 걷기 9. 간식, 음료 10. 정서적 지지 11. 기타(상세 기술)	

부록 4 가족 교육용 자료의 예

신체 억제대 사용을 줄이려면?

✓ 가족들과의 대화, 접촉을 통한 정서적 지지가 중요합니다.

✓ 환자에게 편안한 주위 환경을 제공해 줍니다.

✓ 자신이나 타인을 위협하는 행동을 야기하는 불필요한 소음은 자제합니다.

✓ 신체활동 등을 통해 환자의 주의를 다른 곳으로 돌립니다.

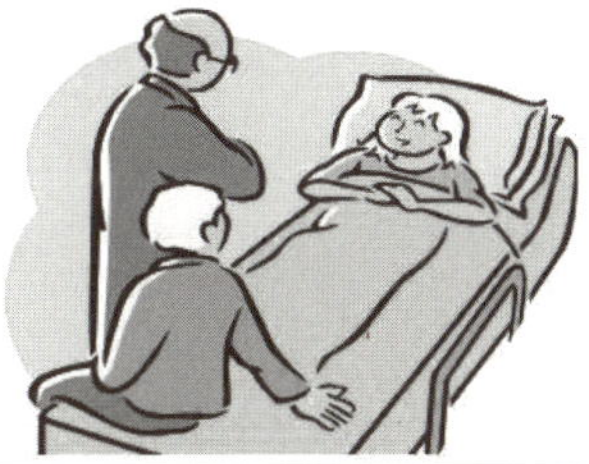

신체 억제대 바로 알기

신체 억제대는 언제 제거하나요?

✓ 정신상태가 호전되었을 때
✓ 낙상이나 배회의 위험 없이 걸을 수 있을 때
✓ 억제대 사용으로 인한 부작용이 발생하였을 때
✓ 의료기기 및 주사, 소변줄 등을 제거하였을 때

신체 억제대 사용은 의사의 처방 하에 보호자와 환자에게 이해할 수 있도록 설명을 하고, 동의를 받습니다.

필수가 아닌 최소한의 선택입니다.

신체 억제대 바로 알기

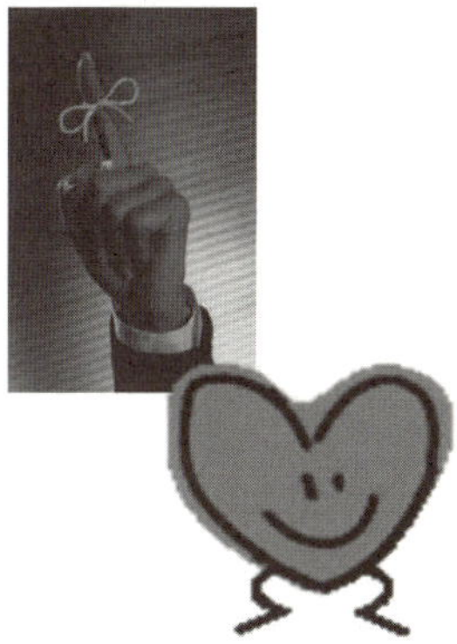

필수가 아닌 최소한의 선택입니다.

신체 억제대란?

치료, 검사 또는 환자 자신이나 타인을 보호하기 위해 환자의 신체 일부나 전체를 제한하는 기구나 장비를 말합니다.

신체 억제대는 언제 사용하나요?

✓ 본인 또는 타인의 생명 또는 신체가 위험에 처할 가능성이 높음

✓ 신체 억제대 이외에 대체할 만한 방법이 없음

✓ 이전에 사용하더라도 일시적으로 사용하여야 함

신체 억제대는 대안으로 사용할 수 있는 다양한 방법을 사용한 후 최종적으로 사용합니다.

신체 억제대 바로 알기

신체 억제대에는 어떤 것이 있나요?

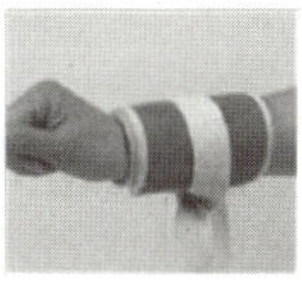

손목 억제대

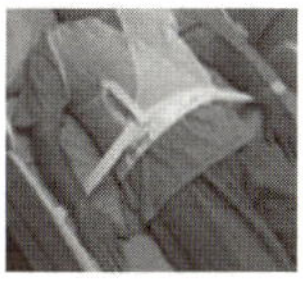

가슴 억제대

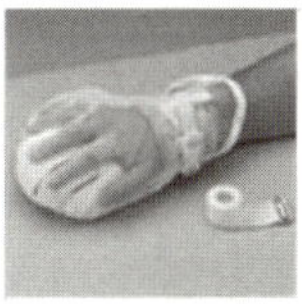

장갑 억제대

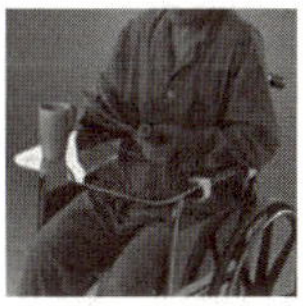

휠체어 테이블

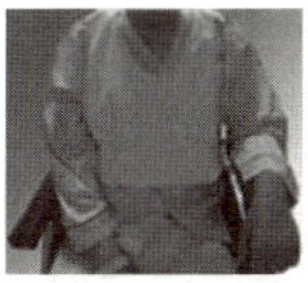

조끼 억제대

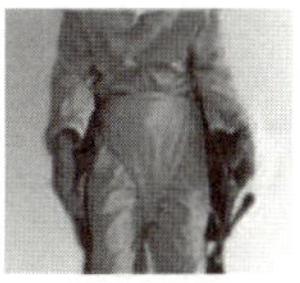

골반 억제대

신체 억제대의 부작용은 무엇인가요?

✓ 억제대 사용 부위에 부종, 청색증, 욕창, 찰과상 등이 발생할 수 있습니다.

✓ 오랜 시간의 억제대 사용은 환자를 움직이지 못하게 하여 뼈와 근육을 약화시키고, 근육 위축과 경직, 폐렴, 요실금 등을 유발합니다.

✓ 억제대를 제거하려 시도할 경우 침대 난간과 매트리스 사이, 침대 난간 사이에 머리나 목, 가슴이 끼어 질식사하거나 가슴압박이 발생할 수 있습니다.

✓ 자신의 의지로 신체를 움직일 수 없게 되어 공포, 불안, 화, 모욕감, 두려움과 같은 정서적 스트레스를 경험할 수 있습니다.

필수가 아닌 최소한의 선택입니다.

부록 5 기관용 신체 억제대 규정 작성 예시(요양병원용)

▶ 목적

신체 억제대 사용을 최소화하기 위한 지침을 수립하고 준수함으로써 환자의 인권을 보호하고 환자에게 안전한 치료환경을 제공하기 위함이다.

▶ 지침

1. 신체 억제대 사용 대상

- 생명유지 장치를 제거하거나 자해 등으로 신체에 위험을 가할 가능성이 현저히 높은 경우
- 신체구속 외에는 대체할 만한 방법이 없는 경우

2. 신체 억제대 종류

손목 억제대, 장갑 억제대, 의자나 휠체어의 벨트, 골반 억제대, 휠체어 억제대, 조끼 억제대, 휠체어용 식판이나 랩보드(Lap board)

3. 신체 억제대 사용 전 절차

1) 신체 억제대 사용의 위험요인이 있는지에 대하여 포괄적으로 평가한다.
   - 환자의 행동을 통합적으로 평가한다.
   - 환자의 과거력, 건강력과 건강관리 기록을 평가한다.
   - 환자의 투약력을 평가한다.
   - 환자의 신체기능을 평가한다.
   - 환자의 인지 및 정신 기능을 반영하는 증상을 평가한다.
   - 환자의 심리 및 정서 상태를 사정한다.
   - 환경적인 요소를 사정한다.

2) 신체 억제대 사용 전 적용 가능한 대안적 중재법을 우선 적용한다.

3) 신체 억제대 적용의 금기사항 여부를 확인한다.
   - 금기환자
     : 안압 상승 위험이 있는 환자, 두개내압 상승 위험이 있는 환자
     신체 억제대로 인해 과거 심리적·신체적 상해의 경험이 있는 환자

4) 신체 억제내는 적용 전 의사의 처방이 있어야 한다.
   - 의사는 1일 1회 처방하며 억제대 적용 사유, 적용부위, 억제대의 종류를 기록한다.
   - 구두 처방은 24시간 이내에 서면으로 확인한다.
   - '필요시 처방'은 허용되지 않는다.

5) 환자 또는 환자 가족(대리인)에게 설명하고 동의서를 받는다.

- 의사는 신체 억제대 사용 목적, 종류, 사용부위, 부작용 등의 내용을 설명하고 본원 동의서 양식을 사용하여 동의를 구한다.
- 환자의 인지기능 저하로 인해 동의를 받기 어려운 경우 보호자의 동의를 받도록 하고 사유를 기재한다.
- 동의서는 서면으로 작성하되 부득이한 경우 구두 동의서나 전화 동의를 받으며 구두 동의서는 일주일 이내에 서면 동의서로 전환한다.
- 신체 억제대의 사용목적 및 적용부위가 바뀐 경우는 동의서를 다시 받는다.

4. 신체 억제대 사용 환자의 관찰 및 기록

1) 신체 억제대 사용 환자는 8시간마다(근무조별로) 신체 억제대를 계속 적용해야 하는지에 대하여 재평가 후 기록한다.

2) 신체 억제대 사용으로 인한 부작용을 예방하기 위하여 2시간마다 환자를 관찰하며 부작용 예방활동을 한다.

3) 신체 억제대는 응급상황 시 쉽게 풀 수 있거나 자를 수 있는 방법으로 적용한다.

4) 부작용 발생 시 신체 억제대를 바로 제거하고 의사에게 보고한다.

5) 신체 억제대 관련 내용을 정확히 기록한다.

- 신체 억제대의 종류 및 사용 부위, 억제대 적용 사유를 기록한다.
- 신체 억제대 적용 시간과 제거 시간을 기록한다.
- 부작용 예방을 위하여 풀어준 시간, 부작용 예방활동 내용 등을 기록한다.
- 신체 억제대 적용 중인 환자의 행동변화 및 주기적 관찰 내용을 기록한다.
- 신체 억제대 사용과 관련하여 보호자에게 설명한 내용, 의사에게 보고한 내용을 기록한다.

5. 신체 억제대 사용 환자의 부작용 예방활동

- 신체 억제대로 인한 활동 제한을 최소로 한다.
- 신체 억제대를 침대에 묶을 때는 침상난간이 아닌 침대틀에 묶는다.
- 한 부위에 한 가지 이상의 신체 억제대를 적용하지 않는다.
- 피부 손상을 예방하기 위하여 뼈 돌출부위에 패드를 댄다.
- 신체 억제대를 적용할 경우 사지와 신체 억제대 사이에 손가락 두 개가 들어갈 수 있는 공간을 확보한다.
- 적어도 2시간에 10분간은 신체 억제대를 풀고, 풀어 놓을 때는 환자를 혼자 두지 않는다.
- 2시간마다 체위변경을 하여 욕창 발생을 예방한다.

6. 신체 억제대 사용 감소를 위한 활동

1) 신체 억제대 사용을 감소시키기 위하여 연 1회 이상 직원 교육을 실시한다.

2) 신체 억제대 감소 결과를 정기적으로 모니터링한다.

3) 신체 억제대 실태조사를 연 1회 이상 실시한다.

4) 안전한 신체 억제대 사용 방법에 대하여 직원의 아이디어를 공모하여 우수 제안자에게 포상한다.

5) 신체 억제대 사용 감소를 위한 포스터를 제작하여 공지한다.

6) 신체 억제대 사용 제로를 위한 캠페인을 진행한다.

검토책임자: ○○○ 서명

승인책임자: ○○○ 서명

승 인 일: 년 월 일

부록 6 신체 억제대 사용 감소 결과평가 기록지

신체 억제대 사용 감소 시도 전과 후에 다음과 같은 양식을 완성한다. 억제대 사용 최소화를 위한 지침의 시행결과를 주별 혹은 월별로 작성한다. 직접 관찰, 기록지 평가 등의 방법을 활용하여 기관별로 필요한 결과를 추가하여 사용한다.

	1주	2주	3주	4주	5주	6주	7주	8주
결과 1 신체 억제대 사용 감소 신체 억제대를 적용한 환자의 수 / 전체 환자의 수								
결과 2 손상과 관련된 낙상 감소 손상과 관련된 낙상 환자의 수 / 전체 환자의 수								

부록 7 신체 억제대 사용 감소를 위한 지침 적용 사례

다음은 신체 억제대 사용 감소를 위한 지침을 기반으로 노인요양병원의 직원 교육 및 리더 프로그램에 적용하여 성공적으로 신체 억제대 사용을 감소시킨 사례이다.

[지침 교육 및 이행 촉진 과정]

100병상 규모의 노인요양병원을 대상으로 신체 억제대 사용 감소를 위한 지침을 현장에 적용하기 위한 교육을 직원 대상으로 3회 실시하고 지침을 배포하였다.

1회차 교육	
목적	신체 억제대 사용 감소의 필요성에 대한 이해 증진
내용	1. 오리엔테이션: 교육의 목적, 방법, 우리나라에서의 억제대 사용 실태, 미국과 일본의 사례 제시 2. 동영상 상영: '신체 억제대 사용 실태', '노인학대 예방' 3. 강의: 노인환자의 인권과 환자중심 간호 4. 강의: 신체 억제대의 정의 및 종류, 억제대 사용 영향요인
2회차 교육	
목적	신체 억제대 감소를 위한 대안적 중재
내용	1. 강의: 신체 억제대 감소를 위한 대안적 중재 2. 사례를 통한 대안 적용 훈련 3. 신체 억제대 사용 감소를 위한 아이디어 공유
3회차 교육	
목적	신체 억제대 사용 원칙
내용	1. 강의: 올바른 신체 억제대 사용법 2. 실습: 사례를 통한 신체 억제대 사용 관련 기록 3. 실습: 신체 억제대 사용법
리더 교육 및 미팅	
목적	신체 억제대 사용 감소 지침의 이행 촉진
내용	1. 리더 교육: 노인요양기관에서의 근거기반 간호실무 혁신 전략–신체 억제대 사용 감소 2. 리더 미팅: 지침서 사용 현황, 성공사례, 자가평가 실시 정도, 억제대 관련 기록지 사용 실태, 억제대 사용과 관련된 중재의 변화 여부 토의

교육을 마친 후 각 병원에서 오피니언 리더의 역할을 할 수 있는 수간호사나 기타 리더들을 대상으로 1주일에 1회씩 리더 미팅을 3회 시행하였다. 미팅에 앞서 '노인 요양병원 근거기반 간호실무 혁신: 신체 억제대 사용감소'라는 주제로 리더 교육을 실시하였다. 3회에 걸쳐 이루어진 리더 미팅에서 직원의 지침서 사용현황과 억제대 기록 이행 여부를 확인하고 성공적인 사례에 대해서는 정보를 교환하였다. 또한 이행에 어려움이 있는 부분에 대해서는 서로의 의견을 제시하고 전략을 세우는 시간을 가졌다.

[결과 평가]

프로그램을 시행한 후 직원들에게 공지하지 않고 실시한 모니터링 결과, 다음과 같이 신체 억제대 사용 환자 수가 감소하였다. 프로그램 시행 전 5일 동안의 평균 신체 억제대 사용 환자 수는 1일 평균 59.6명이었다. 프로그램 시행 1개월 후 신체 억제대 사용 환자 수는 급격히 감소하여 하루 평균 15명으로 보고되었고 2개월 후 11.6명으로 감소하였다.

1 프로그램 전 · 후 5일간의 신체 억제대 사용 환자 수 모니터링

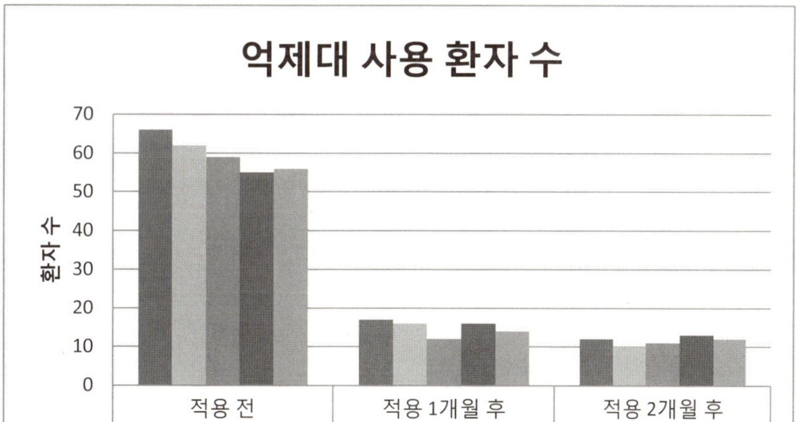

	적용 전	적용 1개월 후	적용 2개월 후
1일	66	17	12
2일	62	16	10
3일	59	12	11
4일	55	16	13
5일	56	14	12

2 프로그램 전 · 후 신체 억제대 관련 기록 모니터링

프로그램 시행 전에는 신체 억제대 사용 후 관찰과 부작용에 대한 기록을 제외하고는 신체 억제대 관련 기록은 거의 이루어지지 않고 있었다. 프로그램 적용 후 간호 직원의 기록의 중요성에 대한 인식 변화와 함께 거의 모든 항목에서 기록의 횟수가 증가하였다. 신체 억제대 부작용에 대한 관찰 기록은 교육 전 62%에서, 교육 1개월 후 76%, 교육 2개월 후 100% 이루어지게 되었다. 억제대 외 대안의 적용에 대한 기록은 교육 전 0%였으나 교육 1개월 후 24%, 교육 2개월 후 30%로 증가하였다. 본 사례를 통해 볼 때 추후 계속적인 모니터링과 재교육 등을 통한 질관리 활동이 이루어진다면, 보다 지속 가능한 변화가 이루어질 수 있을 것이다.

억제대 관련 기록 수행

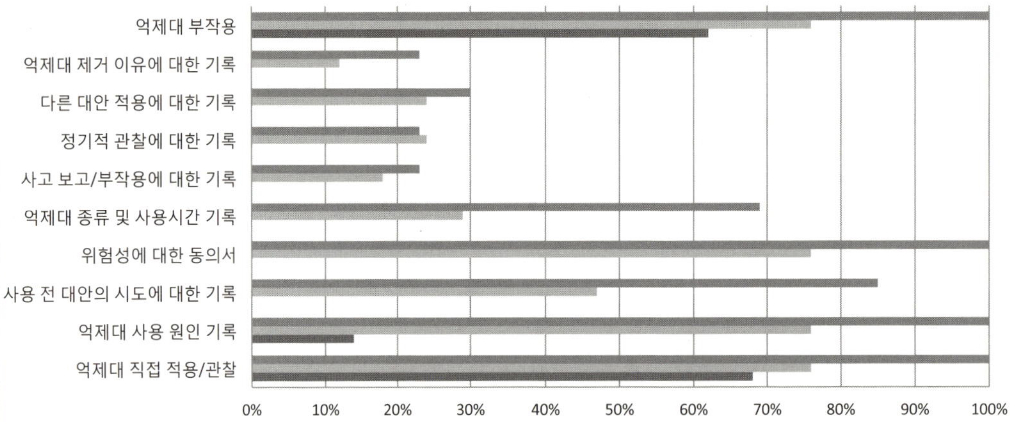

	억제대 직접 적용/관찰	억제대 사용 원인 기록	사용 전 대안의 시도에 대한 기록	위험성에 대한 동의서	억제대 종류 및 사용시간 기록	사고 보고/부작용에 대한 기록	정기적 관찰에 대한 기록	다른 대안 적용에 대한 기록	억제대 제거 이유에 대한 기록	억제대 부작용
■ 교육 2개월 후	100%	100%	85%	100%	69%	23%	23%	30%	23%	100%
■ 교육 1개월 후	76%	76%	47%	76%	29%	18%	24%	24%	12%	76%
■ 교육 전	68%	14%	0%	0%	0%	0%	0%	0%	0%	62%

참고문헌

1. Scottish Intercollegiate Guidelines Network(SIGN). SIGN 50: *A guideline developer's handbook*. UK. 2008.
2. 보건복지부 노인정책과. 치매환자 수 추계. 2011.
3. Capezuti E. Minimizing the use of restrictive devices in dementia patients at risk for falling. *Nurs Clin North Am*. 2004;39:625-647.
4. Engberg J, Castle NG, McCaffrey D. Physical restraint initiation in nursing homes and subsequent resident health. *Gerontologist*. 2008;48(4):442-452.
5. 임미혜, 고일선. 노인요양시설의 억제대 프로토콜 개발. **기본간호학회지**. 2013; 20(4): 345-358.
6. Ludwick R, Meehan A, Zeller R, O'Toole R. Safety work: initiating, maintaining, and terminating restraints. *Clinical Nurse Specialist*. 2008; 22(2):81-87.
7. Slettebo A, Bunch EH. Solving ethically difficult care situation in nursing homes. *Nursing Ethics*. 2004;11(6):543-552.
8. 강성희. 억제대 적용에 대한 간호사의 지식과 태도에 관한 연구[석사학위논문]. 광주: 전남대학교; 2003.
9. 김기숙, 지성애. 병원에서의 억제대 사용에 대한 간호사와 의사의 인식. **중앙간호논문집**. 2001;5(1):65-78.
10. 이용규, 조은화, 김선아, 김주겸, 김현미, 김혜은 등. 중환자실에서의 신체적 억제대 사용에 관한 조사연구. **임상간호연구**. 2003;8(2):117-130.
11. 조용애, 김정숙, 김나리, 최희정, 조정구, 이희정 등. 일 종합병원 중환자실의 억제대 사용 적용 실태조사. **성인간호학회지**. 2006;18(4):543-552.
12. 박명화. **근거중심 간호의 이해와 적용**. 서울: 군자출판사. 2006.
13. Agency for Healthcare Research and Quality. Systems to rate the strength of scientific evidence. U.S. Department of Health and Human Services. 2002.
14. Sachs GS, Printz DJ, Kahn DA, Carpenter D, Docherty JP. The expert consensus guideline series: Medication treatment of bipolar disorder 2000. *Postgraduate Medical Journal*. 2000;1-104.

15. Health Care Financing Administration. Rule and regulation: Federal register 2001;66(14):7148–7164.

16. Joint Commission on Accreditation of Healthcare Organizations. *Comprehensive accreditation manual for hospitals (CAMH)*. Oakbrook Terrace: Illinois. 2001.

17. Centers for medicare & medicaid services(CMS). CMS Financial Report 2009;[Internet]. Available from: www.cms.gov/Research-Statistics/2009_CMS_Financial_Report.pdf

18. Department of health and human services(DHHS), Health care financing administration(HCFA). Guidance to surveyors–Long term care facilities. Department of Health and Human Services (DHHS), Health Care Financing Administration(HCFA). 2000.

19. 박정숙, 고자경, 김은심, 김정아, 박명화, 서연옥 등. **성인간호학 1**. 서울: 엘스비어 코리아. 2013.

20. 최금봉, 김진선. 노인전문병원 간호제공자의 신체적 억제대 사용감소를 위한 교육 프로그램의 효과. **대한간호학회지**. 2009;39(6):769–780.

21. Talerico KA, Capezuti E. Myths and facts about side rails. American Journal of Nursing. 2001;101(7):43–48.

22. 다카사키 기누코. **신체구속 제로를 창조한다**. 메디마크(북마크). 2013.

23. Consumer guide to restraint usage in nursing facilities. Virginia Department of Health. 2004;1–8.

24. Capezuti E, Zwicker D, Mezey M, Fulmer T. *Evidence-based Geriatric Nursing Protocols for Best Practice*. New York: Springer Publishing Company. 2004.

25. American Nurses Association. Reduction of Patient Restraint and Seclusion in Health Care Settings. ANA Position Statement. 2012.

26. Phillips CD, Spry KM, Sloane PD, Hawes C. Use of physical restraints and psychotropic medications in Alzheimer special care units in nursing homes. *American Journal of Public Health*. 2000;90(1):92–96.

27. Dunn KS. The effects of physical restraints on fall rates in older adults who are institutionalized. *Journal of Gerontological Nursing*. 2001;27(10):40–48.

28. Sullivan-Marx EM. Achieving restraints-free care of acutely confused older adults. *Journal of Gerontological Nursing*. 2001;27(4):56-61.

29. Whitman GR, Davidson LJ, Sereikaq SM, Rudy EB. Staffing and pattern of mechanical restraint use across a multiple hospital system. *Nursing Research*. 2001;50(6): 356-362.

30. Gallinagh R, Nevin R, McIlroy D, Mitchell F, Campbell L, Ledwick R, et al. The use of physical restraints as a safety measure in the care of older people in four rehabilitation wards: findings from an exploratory study. *International Journal of Nursing Studies*. 2002;39(2):147-156.

31. Karlsson S, Bucht G, Rasmussen BH, Sandman PO. Factors relating to the use of physical restraints in geriatric care settings. *Journal of American Geriatrics Society* 2001;49(12):1722-1728.

32. Martin B. Restraint use in acute and critical care settings: changing practice. *American Association of Critical Care Nurses*. 2002;13(2):294-306.

33. Benbenbishty J, Adam S, Endacott R. Physical restraint use in intensive care units across Europe: the PRICE study. *Intensive Critical Care Nursing* 2010;26(5): 241-245.

34. Bray K, Hill K, Robson W, Leaver G, Walker N, O'Leary M, et al. British association of critical care nurses position statement on the use of restraint in adult critical care units. *Nursing Critical Care*. 2004;9(5):199-212.

35. Heinze C, Dassen T, Grittner U. Use of physical restraints in nursing homes and hospitals and related factors: a cross-sectional study. *Journal of Clinical Nursing*. 2012;21(7-8):1033-1040.

36. Martin B, Mathisen L. Use of physical restraints in adult critical care: A bicultural study. *America Journal of Critical Care*. 2005;14(2):133-142.

37. McCabe DE, Alvarez CD, McNulty SR, Fitzpatrick JJ. Perceptions of physical restraints use in the elderly among registered nurses and nurse assistants in a single acute care hospital. *Geriatric Nursing*. 2011;32(1):39-45.

38. Micek ST, Anand NJ, Laible BR, Shannon WD, Kollef MH. Delirium as detected by the CAM-ICU predicts restraint use among mechanically ventilated medical patients. *Critical Care Medicine*. 2005;33(6):1260-1265.

39. Minnick A, Mion LC, Johnson ME, Catrambone C, Leipzig R. The who and why's of side rail use. *Journal of Nursing Management*. 2008;39(5): 36-39, 41-44.

40. Somes J, Donatelli NS, Kuhn S. Controlling aggressive behavior in the geriatric patient. *Journal of Emergency Nursing*. 2011;37(3):275-277.

41. Turgay AS, Sari D, Genc RE. Physical restraint use in Turkish intensive care units. *Clinical Nurse Specialist*. 2009;23(2):68-72.

42. 김미연, 박정숙. 일 대학병원 중환자실의 억제대 사용 실태. 기본간호학회지. 2010; 17(2):177-186.

43. Castle NG. Differences in nursing homes with increasing and decreasing use of physical restraints. *Medical Care*. 2000;38(12):1154-1163.

44. Rafiee G. Physical restraints use in nursing homes: a systematic review of two opposing views. *Canadian nursing home*. 2004;20(92):16.

45. Chang LY, Wang KK, Chao YF. Influence of physical restraint on unplanned extubation of adult intensive care patients: A case-control study. *American Journal of Critical Care*. 2008;17(5):408-415.

46. Choi E, Song M. Physical restraint use in a Korean ICU. *Journal of Clinical Nursing*. 2003;12(5):651-659.

47. Hofso K, Coyer FM. Part 1. Chemical and physical restraints in the management of mechanically ventilated patients in the ICU: contributing factors. *Intensive and Critical Care Nursing*. 2007;23(5):249-255.

48. Minnick A, Mion LC, Johnson ME, Catrambone C, Leipzig R. Prevalence and variation of physical restraint use in acute care settings in the US: Clinical scholarship. *Journal of Nursing Scholarship*. 2007;39(1):30-37.

49. Evans D, Fitzgerald M. Reasons for physically restraining patients and residents: a systematic review and content analysis. *International Journal of Nursing Studies*. 2002;39(7):735-743.

50. Melzer I, Benjuya N, Kaplanski J. Postural stability in the elderly: a comparison between fallers and non-fallers. *Age Ageing*. 2004;33(6):602-607.

51. Evans D, Fitzgerald M. Reasons for physically restraining patients and residents: a systematic review and content analysis. *International Journal of Nursing Studies* 2002;39(7):735-743.

52. Mott S, Poole J, Kenrick M. Physical and chemical restraints in acute care: their potential impact on the rehabilitation of older people. *International Journal of Nursing Practice*. 2005;11(3):95-101.

53. Hancock CK, Buster PA, Oliver MS, Fox SW, Morrison E, Burger SL. Restraint reduction in acute care: An interdisciplinary approach. *Journal of Nursing Administration*. 2001;31(2):74-77.

54. 윤혜경. 노인전문요양병원 간호제공자들의 신체적 억제대 사용에 대한 인식과 태도[석사학위논문]. 서울: 한양대학교; 2011.

55. Ludwick R, Meehan A, Zeller R, O'Toole R. Safety work: initiating, maintaining, and terminating restraints. *Clinical Nurse Specialist*. 2008;22(2):81-87.

56. Titler MG, Shever LL, Kanak MF, Picone DM, Qin R. Factors associated with falls during hospitalization in an older adult population. *Research and Theory for Nursing Practice*. 2011;25(2):127-148.

57. Shorr RI, Guillen MK, Rosenblatt LC, Walkek K, Caudle CE, Kritchevsky SB. Restraint use, restraint orders, and the risk of falls in hospitalized patients. *Journal of American Geriatrics Society*. 2002;50(3):526-529.

58. Park M, Tang JH. Evidence-based guideline: Changing the practice of physical restraint use in acute care. *Journal of Gerontological Nursing*. 2007;33(2):9-16.

59. Hine K. The use of physical restraint in critical care. *Nursing in Critical Care*. 2007; 12(1):6-11.

60. Shirin SR, Castle NG, Smye M. Risk factors for physical restraint use in nursing homes: the impact of the nursing home reform act. *Research on Aging*. 2002; 24(5):513-527.

61. 장경숙. 노인 입원환자의 낙상영향요인 분석[석사학위논문]. 성남: 을지대학교; 2008.

62. Minnick A, Fogg L, Mion LC, Catrambone C, Johnson ME. Resource clusters and variation in physical restraint use: Health policy and systems. *Image Journal of Nursing Scholarship*. 2007;39(4):363–370.

63. Evans L, Cotter V. Avoiding restraints in patients with dementia: understanding, prevention, and management are the keys. *America Journal of Nursing*. 2008;108(3):40–49.

64. Karlsson S, Bucht G, Rasmussen BH, Sandman PO. Restraints Use in elder care: decision making among registered nurses. *Journal of Clinical Nursing*. 2000;9(6): 842–850.

65. Werner P, Mendelsson G. Nursing staff member's intentions to use physical restraints with older people: testing the theory of reasoned action. *Journal of Advanced Nursing*. 2001;35(5):784–791.

66. Smith NH, Timms J, Parker VG, Reimels EM, Hamlin A. The impact of education on the use of physical restraints in the acute care setting. *Journal of Continuing Education in Nursing*. 2003;34(1):26–33, 46–47.

67. Huang HT, Chuang YH, Chiang KF. Nurses' Physical Restraint Knowledge, Attitude, and Practices: The effectiveness of an in-service education program. *Journal of Nursing Research*. 2009;17(4):241–247.

68. Rutledge DN. Restraint: Minimizing use in acute, nonpsychiatric care. In D. Pravikoff (Ed.) 2011; (pp. 2p). Glendale, California.

69. Vance DL. Effect of a treatment interference protocol on clinical decision making for restraint use in the intensive care unit: a pilot study. *American Association of Critical-Care Nurses*. 2003;14(1):82–91.

70. Yeh SH, Hsiao CY, Ho TH, Chiang MC, Lin LW, Hsu CY, et al. The effects of continuing education in restraint reduction on novice nurses in intensive care units. *Journal of Nursing Research*. 2004;12(3):246–256.

71. 김귀자. 노인요양시설 종사자의 신체억제결정요인에 관한 연구[박사학위논문]. 서울 : 한성대학교; 2010.

72. Bower FL, McCullough CS, Timmons ME. A synthesis of what we know about the use of physical restraints and seclusion with patients

in psychiatric and acute care settings. *Online Journal of Knowledge Synthesis for Nursing*. 2000;7(2):23.

73. Langley G, Schmollgruber S, Egan A. Restraints in intensive care units- A mixed method study. *Intensive and Critical Care Nursing*. 2011;27(2):67-75.
74. Clearly KK. The use of physical restraints in health care: background, regulations, ethical implications and legal considerations. *Acute Care Perspectives*. 2001;10(4): 11-14.
75. 보건복지부. 노인복지시설 인권보호 및 안전관리 지침. 2010.
76. 보건복지부, (재)의료기관평가 인증원. 요양병원인증 조사 지침서. 2012.
77. Maccioli GA, Dorman T, Brown BR, Mazuski JE, McLean BA, Kuszaj JM, et al. Clinical practice guidelines for the maintenance of patient physical safety in the intensive care unit: Use of restraining therapies-American College of Critical Care Medicine Task Force 2001-2002. *Critical Care Medicine*. 2003;31(11):2665-2676.
78. Bradas CM, Sandhu SK, Mion LC. Use of physical restraints with elderly patients: Physical restraints and side rails in acute and critical care settings[Internet]. Hartford Institute for Geriatric Nursing[cited 2012]. Available from:http://consultgerirn.org/ topics/physical_restraints/want_to_know_more
79. Gatens, C. Restraints and alternatives[Internet].[cited 2007]. Available from :http://www.rehabnurse.org/pdf/GeriatricsRestraints.pdf.
80. Struck BD. Minimizing physical restraints in acute care. *Journal Oklahoma State Medical Association*. 2005;98(8):390-392.
81. Williams MP, Greenway M, Perna S, Mion LC, Capezuti E. No restraints allowed: legalities and realities. *Nursing*. 2004;34(1):54-55.
82. Swauger K, Tomlin C. Moving toward restraint-free patient care. *Journal of Nursing Administration*. 2000;30(6):325-329.
83. Day J, Higgins I, Koch T. The process of practice redesign in delirium care for hospitalised older people: a participatory action research study. *International Journal of Nursing Studies*. 2009;46(1):13-22.

84. The American Geriatrics Society 2012 beers criteria update expert panel. American geriatrics society updated beers criteria for potentially inappropriate medication use in older adults. *Journal of the American Geriatrics Society*. 2012;60:616-631.

85. Antonelli MT. Restraint management: moving from outcome to process. *Journal of Nursing Care Quality*. 2008;23(3):227-232.

86. Collins LG, Haines C, Perkel RL. Restraining devices for patients in acute and long-term care facilities. *America Family Physician*. 2009;79(4):254-257.

87. Hurlock-Chorostecki C, Kielb C. Knot-So-Fast: a learning plan to minimize patient restraint in critical care. *Dynamics*. 2006;17(3):12-18.

88. Markwell SK. Long-term restraint reduction: one hospital's experience with restraint alternatives. *Journal of Nursing Care Quality* 2005;20(3):253-260.

89. Yamamoto M, Aso Y. Placing physical restraints on older people with dementia. *Nursing Ethics*. 2009;16(2): 192-202.

90. Dunbar J, Neufeld RR. Partnership beyond restraints: a statewide educational intervention to reduce restraints use. *Annals of Long-Term Care*. 2000;8(9):47-54.

91. Coble P, Davis J. Restraint reduction in a large tertiary medical center. *Journal of Nursing Administration*. 2001;31(7):344-345.

92. Mion LC, Sandhu SK, Khan RH. Ludwick R. Claridge JA, Pile J, Winchell J. Effect of situational and clinical variables on the likelihood of physicians ordering physical restraints. *Journal of America Geriatric Society*. 2010;58(7):1279-1288.

93. Forrester DA, McCabe-Bender J, Walsh N, Bell-Bowe J. Physical restraint management of hospitalized adults and follow-up study. *Journal for Nurses in Professional Development*. 2000;16(6):267-276.

94. 김진선, 오희영. 장기요양시설 간호제공자들의 신체적 억제대 사용에 대한 인식과 태도. 노년학회지. 2006;26(2):347-360.

95. Cotter VT, Evans L. Avoiding restraint in patients with elders 2003; Available from: http://www.hartfordign.org/publications/trythis/dementi.pdf.

96. Flaherty JH, Little MO. Matching the environment to patients with delirium: lessons learned from the delirium room, a restraint-free environment for older hospitalized adults with delirium. *Journal of American Geriatric Society*. 2011;59(2):295–300.

97. Sweeney-Calciano J, Solimene AJ, Forrester DA. Finding a way to avoid restraints. *Nursing*. 2003;33(5):31–34.

98. Martin B. Restraint use in acute and critical care settings: changing practice. *American association of Critical-Care Nurses*. 2002;13(2):294–306.

99. Witte L. Reducing the use of seclusion and restraint. *Behavioral Health*. 2008;28(4): 54–57.

100. Mion LC. Physical restraint in critical care settings: Will they go away? *Geriatric Nursing*. 2008;29(6):421–423.

101. Croke E, Mayberrt A. Physical restraint guidelines and care standards for use in nonpsychiatric acute care settings. *The Journal of Legal Nurse Consulting*. 2001;12(1):3–8.

102. Fogel JF, Berkman CS, Merkel C, Cranston T, Leipzig RM. Efficient and accurate measurement of physical restraint use in acute care. *Care Management Journals*. 2009;10(3):100–109.

103. Dewey K, Brill C. Decrease in restraints use in a study of a geropsychiatric unit. *Journal of Psychosocial Nursing and Mental Health Services*. 2000;38(10):14–18.

104. Spector A, Davies S, Woods B, Orrell M. Reality orientation for dementia: a systematic review of the recommendation of effectiveness from randomized controlled trials. *Gerontologist*. 2000;40(2):206–212.

105. Janelli LM, Kanski GW. The use of music to release the ties that bind. *Perspectives*. 2000;24(2):2–7.

106. Janelli LM, Kanski GW, Wu YB. Individualized music – a different approach to the restraint issue. *Rehabilitation Nursing*. 2002;27(6):221–226.

107. Jirovec MM, Templin T. Predicting success using individualized scheduled toileting for memory-impaired elders at home. *Research in Nursing and Health*. 2001;24(1):1–8.

108. Registered nurses' association of Ontario. Promoting safety: Alterative approaches to the use of restraints. Toronto. Registered Nurses' Association of Ontario. 2012.

109. Joint Commission Standards on restraint and seclusion/Nonviolent crisis intervention Training Program. Crisis Prevention Institute. 2009

110. Evans D, Wood J, Lambert L. Patient injury and physical restraint devices: A systematic review. *Journal of Advanced Nursing*. 2003;41(3): 274-282.

111. Huizing AR, Hamers JPH, Gulpers MJM, Berger MPE. Short-term effects of an educational intervention on physical restraint use: a cluster randomized trial. *BioMed Central Geriatrics*. 2006;6(17):1-10.

112. Provision of Care, Treatment, and Services (CAMH/Hospitals)

113. 보건복지부(출판). 노인보건복지사업안내. 2011. available from www.mw.go.kr

114. Demir A. Nurses' use of physical restraints in four Turkish hospitals. *Journal of Nursing Scholarship*. 2007;39(1):38-45.

115. Sullivan-Marx EM, Kurlowicz LH, Maislin G, Carson JL. Physical restraint among hospitalized nursing home residents: Predictors and outcomes. *Clinical Gerontologist: The Journal of Aging and Mental Health*. 2001;24(1-2),85-102.

116. Laursen SB, Jensen TN, Bolwig T, Olsen NV. Deep venous thrombosis and pulmonary embolism following physical restraint. *Acta Psychiatrica Scandinavica*. 2005;111(4):324-327.

117. Bed Safety Workgroup. A guide to bed safety bed rails in hospitals, nursing homes and home health care: the facts. 2010; available from http://www.fda.gov/downloads/MedicalDevices/ProductsandMedicalProcedures/GeneralHospitalDevicesandSupplies/HospitalBeds/ucm125857.pdf

118. Parkes J. A review of the literature on positional asphyxia as a possible cause of sudden death during restraint. *British Journal of Forensic Practice*. 2002;4:24-30.

119. Stratton SJ, Rogers C, Brickett K, Gruzinski G. Factors associated with sudden death of individuals requiring restraint for excited delirium. *America Journal of Emergency Medicine*. 2001;19(3),187-191.

120. Jones C, Bäckman C, Capuzzo M, Flaatten H, Rylander, C, Griffiths RD. Precipitants of post-traumatic stress disorder following intensive care: Role and need of physical restraints. *Intensive Care Medicine*. 2007;33(12),2227.

121. 원종순, 유재희, 백훈정, 손영희, 양선희, 전미향, 외. 기본간호수기. 서울: 현문사; 2003:16-21.

122. Rask K, Parmelee PA, Taylor JA, Green D, Brown H, Hawley J, at el. Implementation and evaluation of a nursing home fall management program. *Journal of American Geriatric Society*. 2007;55:342-349.

123. Huizing AR, Hamers JPH, Gulpers MJM, Berger MPE. A cluster-randomized trial of an educational intervention to reduce the use of physical restraints with psychogeriatric nursing home restraints. *Journal of America Geriatric Society*. 2009;57(7):1139-1148.

124. Pelfolk TJE, Gusrafson Y, Bucht G, Karlsson S. Effects of a restraint minimization program on staff knowledge, attitudes, and practice: A cluster randomized trial. *Journal of American Geriatric Society*. 2010; 58:62-69.

125. 박미화. 노인요양병원의 억제대 지침 수용-개작 및 적용효과[박사학위논문]. 서울 : 가톨릭대학교대학원; 2012.

126. Chuang YH, Huang H. T.Nurses' feelings and thoughts about using physical restraints on hospitalized older patients. *Journal of Clinical Nursing*. 2007;16(3): 486-494.

127. Goethals S. Dierckx de Casterle B. Gastmans C. Nurses' decision-making in cases of physical restraint: a synthesis of qualitative evidence. *Journal of Advanced Nursing*. 2012;68(6):1198-1210.

128. Timmins J. Compliance with best practice: implementing the best available evidence in the use of physical restraint in residential aged care. *International Journal of Evidence-Based Healthcare*. 2008;6:345-350.

129. Kielb C, Hurlock-Chorostecki C, Sipprell D. Can minimal patient restraint be safely implemented in the intensive care unit? *Dynamics*. 2005;16(1):16-19.

130. Haut A, Kopke S, Gerlach A, Muhlhauser I, Haastert B, Meyer G. Evaluation of an evidence-based guidance on the reduction of physical restraints in nursing homes: a cluster-randomised controlled trial. *Biomed Central Geriatrics*. 2009;9(42):1-6.

131. Testad I, Ballard C, Bronnick K, Aarsland D. The effect of staff training on agitation and use of restraint in nursing home residents with dementia: A single-blind, randomized controlled trial. *Journal of Clinical Psychiatry*. 2010;71(1): 80-86.

132. Koczy P, Becker C, Rapp K, Klie T, Beische D, Buchele G., et al. Effectiveness of a multifactorial intervention to reduce physical restraints in nursing home residents. *Journal of American Geriatric Society*. 2011;59:333-339.

133. Castle NG, Engberg J. The health consequences of using physical restraints in nursing homes. *Medical Care*. 2009; 47 (11): 1164-1173.

134. Möhler R, Richter T, Köpke S, Meyer G. Interventions for preventing and reducing the use of physical restraints in long-term geriatric care. *Journal of Clinical Nursing*. 2011;21(21/22):3070-3081.

135. Evans D, Wood J, Lambert L. A review of physical restraint minimization in the acute and residential care settings. *Journal of Advanced Nursing*. 2002;40(6):616-625.

136. Haut A, Köpke S, Gerlach A. Mühlhauser I. Haastert B. Meyer G. Evaluation of an evidence-based guidance on the reduction of physical restraints in nursing homes. *Biomed Central Geriatrics*. 2009;9:42.

137. Oakley A, Strange V, Bonell C, Allen E, Stephenson J. Process evaluation in randomised controlled trials of complex interventions. *British medical Journal*. 2006; 332(7538):413-416.

138. Köpke S. Mühlhauser I, Gerlach A. Haut A. Haastert B, Möhler R. et al. Effect of a guideline-based multicomponent intervention on use of physical restraints in nursing homes. *Journal of American Medical Association*. 2012;307(20):2177-2184.

139. 보건복지부, (재)의료기관평가인증원. 요양병원용 신체 억제대 사용감소를 위한 지침. 2013.